lla Rahn-Huber

Natürlich heilen und pflegen mit Aloe vera

- Mit der Wunderpflanze Haut, Gelenke und Gefäße behandeln
- Rezepturen für Schönheit und Wohlbefinden

südwest

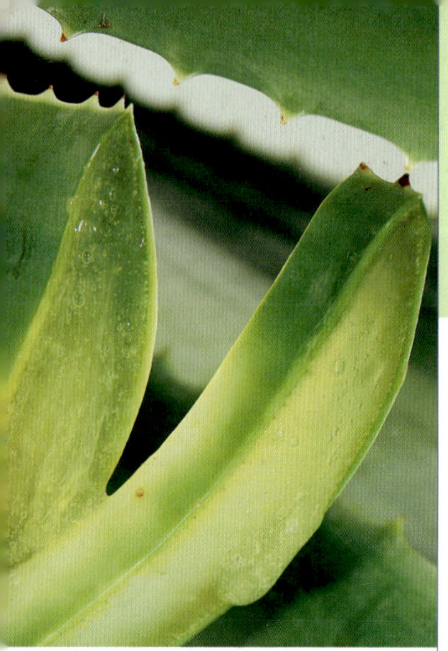

Das Blatt liefert den Rohstoff für alle Aloe-Produkte.

Inhalt

Von Kopf bis Fuß gepflegt mit dem »Geschenk der Venus«.

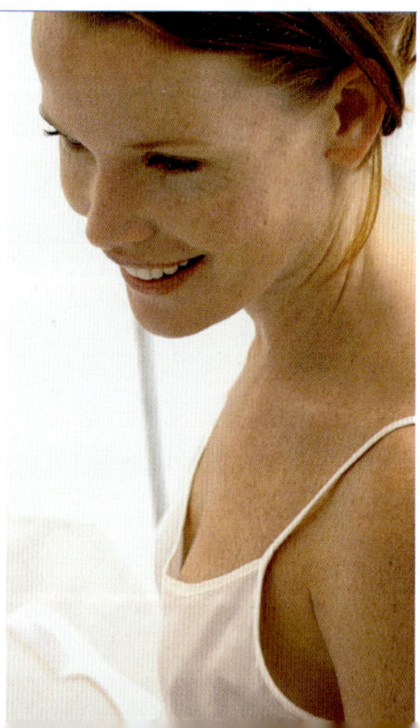

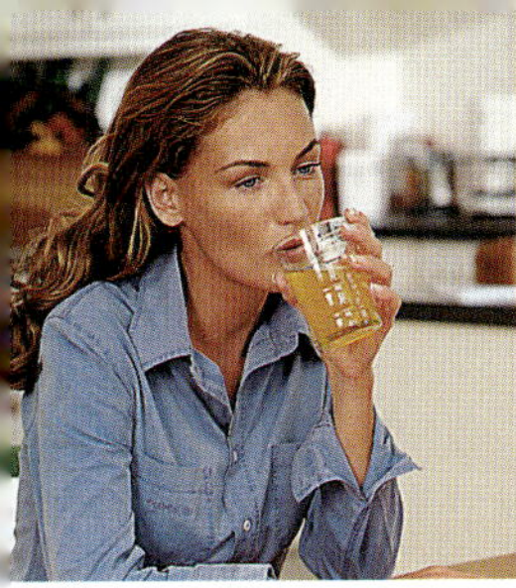

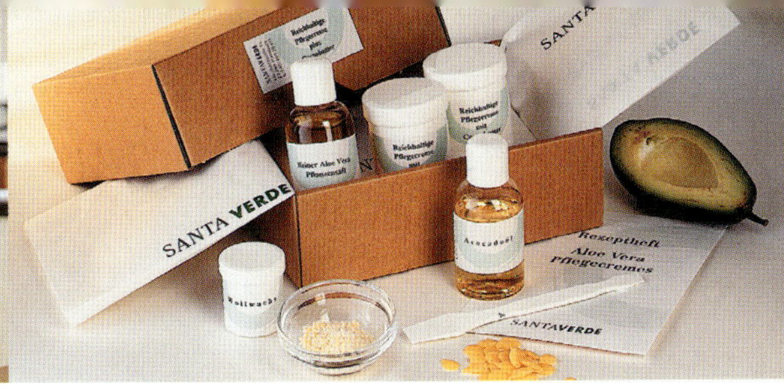

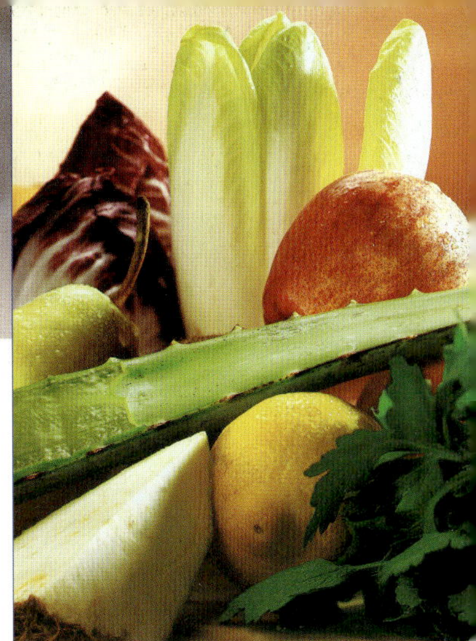

Aloe vera wird auch die Queen for Fitness genannt.

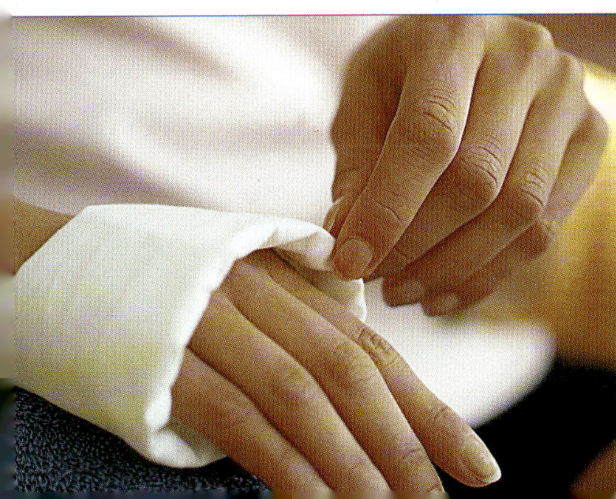

Aloe vera wirkt lindernd und kühlend bei Hautirritationen und Verbrennungen.

Vorwort

Euphorische Erfolgsmeldungen über Wunderdrogen aller Art verlaufen meist schnell im Sande, und die Hiobsbotschaften über die nachlassende Wirkung einstiger pharmazeutischer Allroundmittel wie der Antibiotika mehren sich.

Zugegeben, die moderne medizinische Forschung hat in den vergangenen Jahren und Jahrzehnten Riesenfortschritte gemacht. Immer neue, immer kompliziertere Apparaturen wurden entwickelt, und es vergeht kaum ein Tag, an dem nicht ein neues, noch wirksameres Arzneimittel auf den Markt kommt. Und doch scheint es, dass wir heute – ungeachtet des medizinisch-technischen Großaufgebots – weit von einem endgültigen Sieg über die Krankheit entfernt sind. Vor diesem Hintergrund erkennen immer mehr Menschen, dass das Beseitigen von Symptomen allein nicht genügt, um Heilung zu bewirken, und dass Gesundheit weit mehr ist als die Abwesenheit von Krankheit. Bei ihrer Suche nach neuen, sanfteren Wegen in der Medizin stoßen sie dabei immer wieder auf Altüberliefertes; so auch auf eine der ältesten Heilpflanzen überhaupt: die Aloe, die bereits im alten Ägypten bekannt war und schon Nofretete und Kleopatra zu Gesundheit und Schönheit verholfen haben soll.

Ein ganz spezieller Wirkstoffcocktail

Dass die Aloe heilt, war schon damals bekannt; heute aber wissen wir dank moderner wissenschaftlicher Untersuchungsmethoden, wie und warum sie es tut. So sind im Saft der Aloe vera zahlreiche Enzyme, Mineralstoffe, essenzielle Fettsäuren und Aminosäuren enthalten. Und die so genannten acetylierten Polysaccharide, die den Hauptbestandteil der Aloe bilden, sind eben jene Substanzen, die den Raum zwischen den menschlichen Zellen ausfüllen. Sie sind gewissermaßen der Mörtel, der den Menschen auf zellulärer Ebene zusammenhält. Wird er ständig erneuert, können damit die hier eingelagerten körpereigenen und von außen zugeführten Toxine eliminiert werden. Zur Gruppe der Polysaccharide zählt auch das so genannte Polyuronid oder Acemannan, das in dieser Form ausschließlich in der Aloe vorkommt und sich in jüngeren wissenschaftlichen Studien als wichtiges Immunstimulans erwiesen hat. Kein Wunder, dass man die Aloe vera auch das Geschenk der Venus nennt. Sie stärkt die Zellwände und wirkt auf ganz natürliche Weise reinigend und regenerierend. Sie bringt die Körperabwehr auf Trab, sodass wir weniger anfällig gegen Krankheiten sind und, wenn es uns doch einmal erwischt, schneller wieder auf die Beine kommen. Daneben ist die Aloe vera ein echtes Schönheitselixier und wird auch in der Kosmetik sehr geschätzt.

Die Aloe reiht sich in eine ganze Palette von heilkräftigen, vitalisierenden und pflegenden Pflanzen und Lebensmitteln ein, die schon unsere Mütter und Großmütter wegen ihrer heilenden Wirkung schätzten.

Die Vielfalt der Anwendungsmöglichkeiten

In diesem Buch erfahren Sie alles über die vielfältigen Einsatzmöglichkeiten dieser wunderbaren Pflanze – von der naturheilkundlichen Anwendung über die Nahrungsergänzung bis hin zur Kosmetik. Sie finden Rezepte für köstlich-gesunde Drinks ebenso wie für die Herstellung von Lebenselixieren und selbst gemachter Kosmetik. Sie erfahren, wie die Aloe vera als Zimmerpflanze kultiviert wird – damit der »Arzt im Blumentopf«, wie Kolumbus die Pflanze nannte, immer einsatzbereit zur Stelle ist.

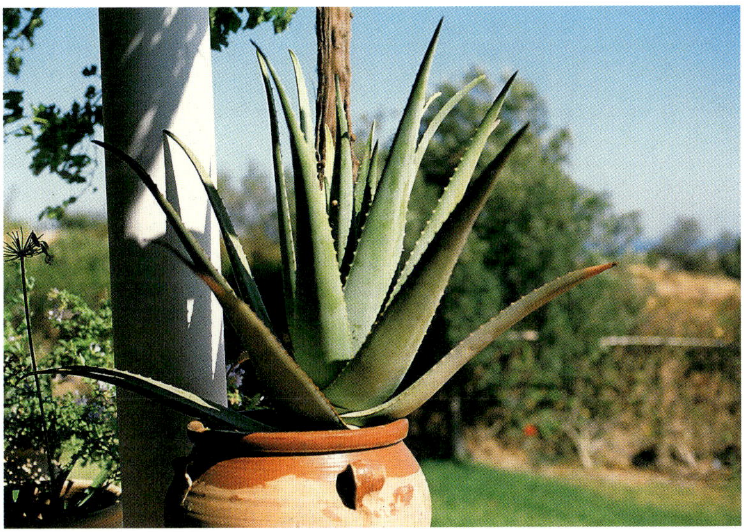

Aloe vera, die »wahre« Aloe, wird heute in großen Plantagen hauptsächlich in den USA, in Australien, Brasilien und Mexiko, aber auch in Spanien angebaut.

Aloe-Arten und ihre Verbreitung

Obgleich Aloen eher wie Kakteen aussehen, gehören sie doch zu den Sukkulenten aus der Familie der Liliengewächse. Sie sind unglaublich robust und anpassungsfähig und gedeihen überall dort, wo es im Sommer heiß und trocken und im Winter mild ist. Nur eines vertragen sie partout nicht: Kälte. Schon bei plus 5 °C kann es zu einer Schädigung der Pflanze, zumindest aber zu einer Beeinträchtigung der Nähr- und Vitalstoffe kommen.

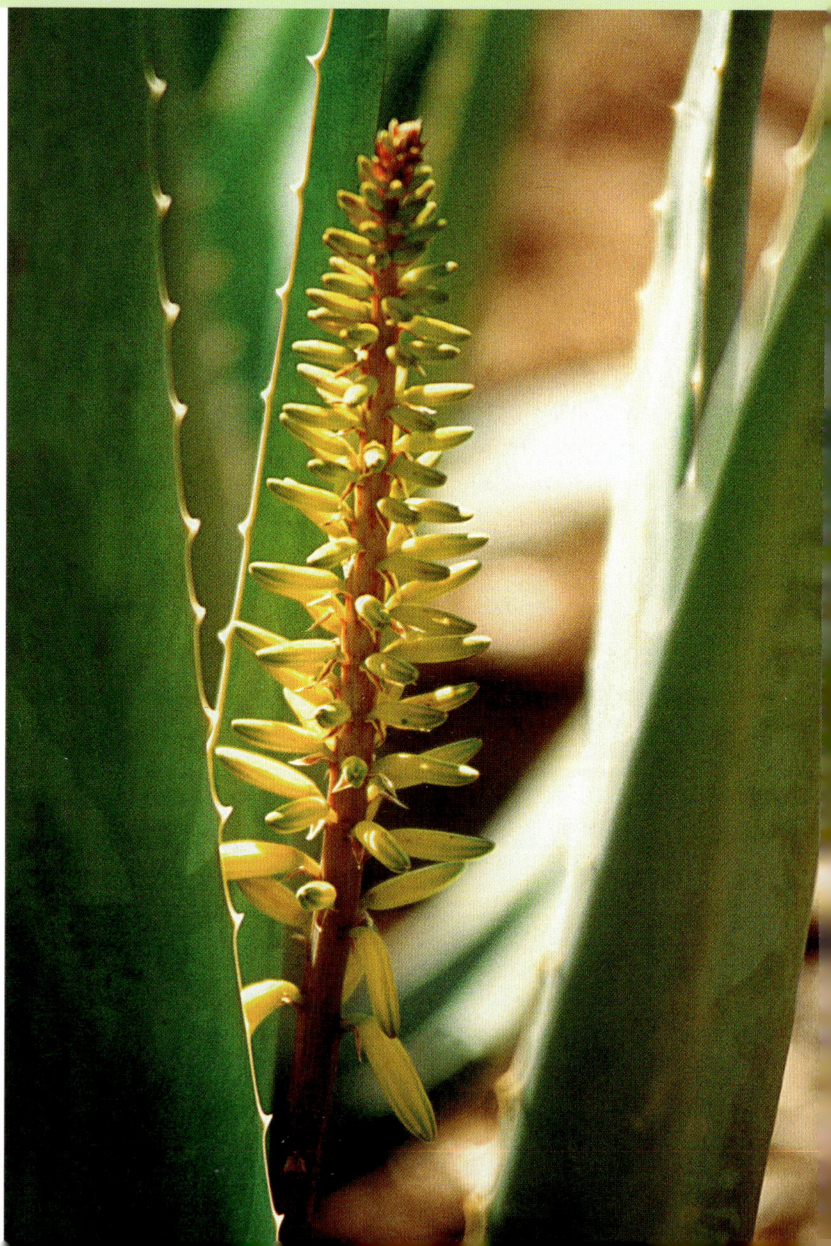

Die Aloe – eine Überlebenskünstlerin

Wild wachsende Aloen findet man heute nicht nur in ihrer vermutlichen Heimat Afrika, sondern u. a. auch in Süd- und Mittelamerika einschließlich des Südens der USA, in Asien, auf den Kanaren und in den Ländern rings um das Mittelmeer. Kommerzielle Aloevera-Farmen gibt es z. B. in Australien, Indien, China, Brasilien, Venezuela und Mexiko sowie im Süden der USA. In nördlicheren Breiten der USA – beispielsweise in Oklahoma – werden die Pflanzen in Spezialgewächshäusern gezüchtet. Auch in Spanien werden Aloen angebaut. Die Produktion erfolgt hier zwar nicht in ganz so großem Stil, dafür hat sich mancher Farmer auf die Nische des ökologischen Landbaus spezialisiert. Nur wenige der weltweit zurzeit insgesamt 324 bekannten Aloe-Arten sind für medizinische und kosmetische Zwecke geeignet. Aloe vera, zu deutsch die »wahre« Aloe, heißt eigentlich nur die Barbados-Aloe (botanischer Name: Aloe barbadensis Miller). Ebenfalls heilende Wirkungen haben vor allem die südafrikanischen Arten der Kap-Aloe: Aloe capensis, Aloe arborescens, Aloe ferox Miller und Aloe saponaria.

Namenspatron für viele Aloe-Arten war der englische Botaniker und Forschungsreisende M. Miller. Er stand auch bei der Benennung der Aloe barbadensis Miller Pate. Den Beinamen »vera« soll er ihr verliehen haben, weil sie die saftreichste unter ihren Artgenossinnen ist.

Gedeiht unter extremen Bedingungen

Der Aloe kann es kaum trocken und heiß genug sein. Selbst unter den denkbar unwirtlichen Lebensbedingungen der Wüste ist sie lebensfähig. Mit Hilfe der in den fleischigen Blättern gespeicherten Flüssigkeitsmenge kann sie auch größere Durststrecken überstehen. Die ledrige Haut beschränkt Feuchtigkeitsverluste auf ein Minimum, und die kleinen Stacheln an den Blatträndern dienen der Abwehr von Schädlingen. Bei Verletzungen der Blattoberfläche kann die Aloe ihre Stomata (das sind Spaltöffnungen, über die die Blätter »atmen«) innerhalb kürzester Zeit komplett verschließen und so Wasserverluste minimieren. Auch in der Hitze des

Die Aloe kann Verletzungen ihrer zähen Blattrinde innerhalb kürzester Zeit verschließen. Wer sich selbst so gut zu helfen weiß, so vermuteten die Heiler der Antike, kann sicher auch Mensch und Tier gesund werden lassen.

Tages zieht sie diese Poren zusammen. Die Aloe ist also eine echte Überlebenskünstlerin.

Von der Wildpflanze zum Agrarprodukt

Während man früher zur Herstellung von Aloe-Extrakten noch auf wild wachsende Pflanzen zurückgriff, wird die Aloe vera heute in riesigen Farmen nach modernsten agrartechnischen Erkenntnissen kommerziell angebaut und verarbeitet, um der steigenden Nachfrage gerecht werden zu können. Diese erklärt sich vor allem daraus, dass die Sukkulente längst nicht mehr nur als Heilmittel in der Pharmazie Verwendung findet, sondern auch und in erster Linie als Nahrungsergänzungsmittel und Rohstoff für kosmetische Produkte entdeckt wurde. Auf den Feldern stehen manchmal Millionen von Pflanzen in dichten Reihen nebeneinander. Geerntet wird zwei- bis viermal im Jahr. Dabei werden nicht die ganzen Pflanzen geerntet, sondern immer nur die äußeren ausgereiften Blätter geschnitten.

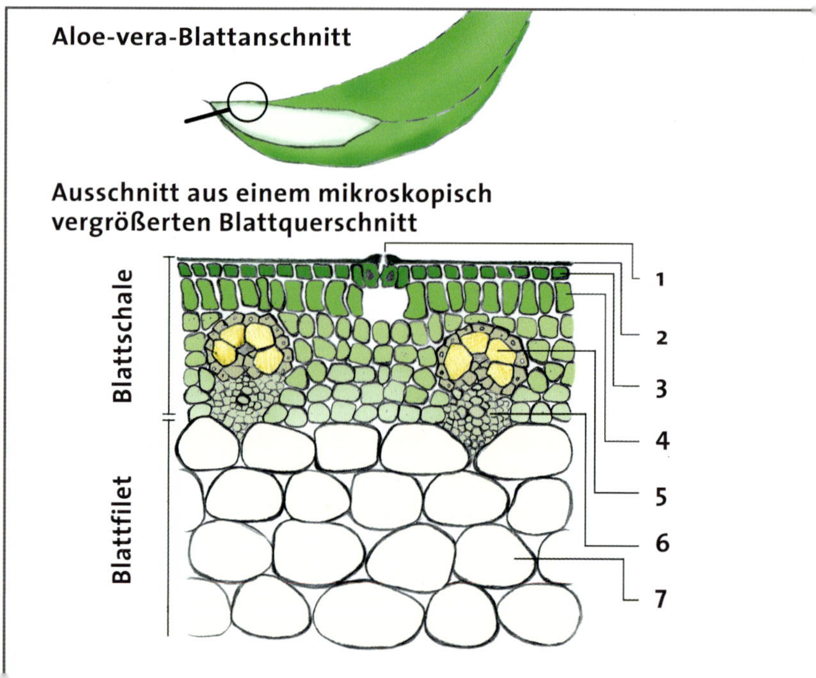

(1) Spaltöffnung für den Gasaustausch
(2) Wachsschicht
(3) Abschlussgewebe
(4) Rindenzelle
(5) Perizyklische Zelle, gefüllt mit Bittersaft, enthält Aloin
(6) Leitbündel für den Wasser- und Nährstofftransport
(7) Blattinneres, das wasser- und nährstoffspeichernde Gewebe

Ein Blatt – verschiedene Funktionen

Der Querschnitt des Aloe-Blattes weist drei unterschiedliche Schichten mit jeweils spezifischen Inhaltsstoffen auf:

- Die ledrige grüngraue äußere Blattschicht oder Rinde schützt die Pflanze vor äußeren Einflüssen. Unmittelbar unter dieser Schicht findet sich die höchste Konzentration der Polysaccharide, Fette, Proteine und Vitamine.
- Darunter liegt eine gewellte, faserige Schicht, die von unzähligen Adern durchzogen ist, über die der Flüssigkeitskreislauf in der Pflanze funktioniert. In dieser Schicht sitzen die so genannten perizyklischen Sekretzellen. Sie sondern einen gelblichen, harzigen Saft ab, der die Pflanze gegen Tierfraß schützt. Die darin enthaltenen Bitterstoffe – allen voran das Aloin – reizen nämlich die Lippen und die Zunge etwaiger Nager.
- Die innerste Schicht wird von einem schleimigen, durchsichtigen Gel gebildet. Diese Mesenchymschicht enthält das Gel, auch Mark oder Filet genannt, und ist der Flüssigkeitsspeicher. Es enthält ca. 96 % Wasser; die restlichen 4 % sind reich an abwehrstimulierenden, wundheilenden und entzündungshemmenden Wirkstoffen.

Ein Streifzug durch die Geschichte

Die Aloe gehört zu den ältesten Heilpflanzen und soll bereits im 5. Jahrtausend v. Chr. in den orientalischen Mittelmeerländern in Gebrauch gewesen sein. Das erste schriftliche Zeugnis liefert eine um 2200 v. Chr. entstandene sumerische Tontafel, die in Nippur im heutigen Irak gefunden wurde und in der die Aloe in einer Reihe mit anderen besonders heilkräftigen Pflanzen aufgelistet wird.

Begleiterin ins Totenreich

Ausführliche Aufzeichnungen über den medizinischen Nutzen der Sukkulente finden wir erstmals im Papyrus Ebers, einem ägyptischen Heilmittelbuch aus der Zeit um 1550 v. Chr. Es berichtet über

Tipp

Für den Hausgebrauch können Sie auch ein Exemplar im Blumentopf halten. Das sieht nicht nur dekorativ aus, sondern sorgt zudem dafür, dass die Erste-Hilfe-Pflanze auch immer zur Hand ist, wenn Sie sie brauchen. Mehr zu diesem Thema lesen Sie ab Seite 26.

traditionelle Anwendungen, die bis ins 5. Jahrtausend vor unserer Zeitrechnung zurückreichen, und enthält zwölf Arzneirezepte mit Aloe zur Behandlung von verschiedenen innerlichen und äußerlichen Symptomen.

Die Ägypter maßen der agavenähnlichen Pflanze nicht nur medizinische, sondern auch mystische Kräfte bei. Als Symbol für die Erneuerung des Lebens und als Wegzehrung für die Wanderung ins Reich der Toten wurde sie Verstorbenen aus besseren Kreisen mit in die Grabstätte gelegt. So begleitete sie auch die Pharaonen auf ihrer letzten Reise.

In Kombination mit Myrrhe wurde das Liliengewächs zudem als Einbalsamierungs- und Räuchermittel verwendet. Einem alten Brauch folgend, werden in Ägypten auch heute noch Aloe-Pflanzen rings um Friedhöfe gesetzt. Im Totenkult verschiedener afrikanischer Völker hat die Aloe ebenfalls einen festen Platz.

Wegen der unterschiedlichen Zusammensetzung der einzelnen Blattschichten gibt es eine ganze Reihe verschiedener Aloe-Produkte, die auf jeweils völlig unterschiedliche Weise hergestellt werden (siehe »Die Produktpalette im Überblick« auf Seite 25f.).

Kleopatras Schönheitselixier

Neben den kultischen und medizinischen Anwendungen, die sich den Aufzeichnungen zufolge im Wesentlichen auf den Gebrauch als Einbalsamierungs- und Räucherstoff, als Abführmittel oder zur Linderung von Kopfschmerzen und Schnupfen beschränkten, sind auch kosmetische Einsatzmöglichkeiten überliefert. So soll Kleopatra die pflegende Wirkung des frischen Blattmarks als Badezusatz sehr geschätzt haben. Um den Augen strahlenden Glanz zu verleihen, verwendete sie außerdem ein Pulver aus getrockneten Pflanzenteilen.

Schutz vor bösen Geistern

Den Mohammedanern war das Wüstengewächs nicht nur als Heilpflanze, sondern auch als Glücksbringer lieb und teuer. Wer nach Mekka reiste, hängte ein Exemplar an seine Tür, um seine tiefe Verbundenheit mit dem Propheten kundzutun und Mohammeds Schutz für sich und die Seinen herbeizurufen. Außerdem sollte die

Pflanze böse Geister abwehren. Dem alten Brauch folgend, wird die Aloe in Ägypten und anderen arabischen Ländern auch heute noch gern über dem Hauseingang aufgehängt. In der Sprache des nordbabylonischen Landes Akkad ist der Name für Aloe – Si-bu-ru – gleichzeitig die Bezeichnung für einen Türschmuck.

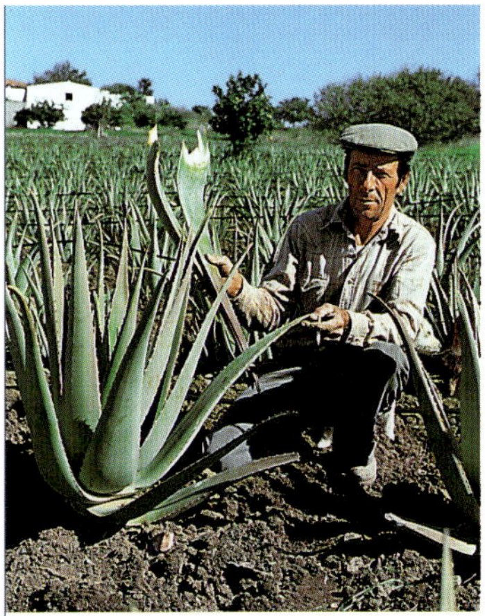

Wirkstoffträger der Aloe sind ihre graugrünen Blätter.

Auf den Spuren der Araber

Die Araber waren die Ersten, die Methoden zur Herstellung handelstauglicher Aloe-Extrakte erfanden. Mit Hilfe von mechanischen Pressen oder einfach nur mit den Füßen drückten sie den Saft aus den Blättern, füllten ihn in Ziegenhäute und trockneten ihn an der Sonne. Die so gewonnene aloinhaltige Rohdroge wurde in erster Linie als Abführmittel, daneben aber auch für andere Zwecke eingesetzt. Arabische Händler brachten die Sukkulente nach Asien und Europa. Der Name »Aloe« geht denn auch auf das arabische Wort »alloeh« zurück, das so viel wie bittere, glänzende Substanz bedeutet.

Alexander der Große und die Insel Sokotra

Arabischen Quellen nach soll Aristoteles im 4. Jahrhundert v. Chr. seinem Schüler Alexander dem Großen zur Eroberung der Insel Sokotra im indischen Ozean geraten haben, da es dort eine Pflanze mit bemerkenswerten Heilkräften geben sollte. Griechische Auswanderer, die auf dem Eiland eine neue Heimat gefunden hatten, kultivierten sie den Berichten Handelsreisender zufolge in Plantagen. Für den berühmten Feldherrn eine lohnende Aussicht, denn sie versprach schnelle Genesung für verwundete Krieger – Grund genug, die zum persischen Reich gehörende Insel als eines der Ziele seiner Indienexpedition zu erwählen. Ob er sie jemals betreten hat, ist nicht überliefert; der Wahrheitsgehalt dieser Geschichte lässt sich nur schwer überprüfen. Fest steht jedoch, dass die Insel vor dem Golf von Aden in der damaligen Zeit Dreh- und Angelpunkt des Aloe-Anbaus, der Weiterverarbeitung und des Handels war.

Ein interessantes Phänomen: Als Türschmuck aufgehängt, überlebt die Aloe in warmen Gefilden selbst ohne Wasser und Erde oftmals über Jahre hinweg und kann sogar Blüten treiben.

Hippokrates – der Vater der modernen Medizin

Etwa um die gleiche Zeit gelangte die Kunde von der heilkräftigen Pflanze nach Griechenland. Hippokrates, der als Erster die Heilung von Krankheiten aus dem Bereich des Magisch-Religiösen herauslöste und ihr ein rationales Fundament zu geben versuchte, wusste um die medizinischen Wirkungen der Aloe. Später widmete ihr Pedanios Dioskurides mehrere Seiten in seiner Materia medica, die die abendländische Medizin bis in die Neuzeit hinein maßgeblich geprägt hat.

Von der Insel Sokotra aus gelangte die Aloe auch nach Asien. In Indien fand sie Eingang in die ayurvedische Medizin, wo sie noch heute insbesondere wegen ihrer ausgleichenden Wirkung auf die drei Doshas – die »Körpersäfte« Vata, Pitta und Kapha – geschätzt wird.

Alte Tradition auf neuem Kontinent

Lange bevor Kolumbus seinen Fuß auf amerikanischen Boden setzte, war die Aloe bei den Ureinwohnern der tropischen Breiten Mexikos, Mittel- und Südamerikas als Heilpflanze geschätzt. In Kolumbien bestrich man Kindern die Hände und Füße mit frischem Blattmark, um sie vor Insektenstichen zu schützen. Die Indianer heilten damit nicht nur Verbrennungen, Nieren- und Blaseninfektionen sowie Prostataentzündungen, sondern setzten das Gewächs sogar als Mittel zur Potenzsteigerung und Lebensverlängerung ein. Auch in der indianischen Legende kommt das Thema des Jungbrunnens vor. Es handelt sich um eine Quelle, die inmitten von Aloe-Pflanzen entspringt. Wer darin badete, sollte um Jahre verjüngt daraus hervorgehen.

Die spanischen Conquistadores

Wenn die spanischen Eroberer und Missionare dem neuen Kontinent auch allerhand Unheil bescherten, hatten sie doch auch Segensreiches im Gepäck. So eben die Aloe, die in Spanien prächtig gedieh und auf deren Heilwirkungen man in den Kolonien nicht verzichten wollte. Zwar wurden von den Spaniern auf Hispaniola, dem heutigen Kuba, und anderen Karibikinseln heimische Aloe-Arten gesichtet, doch die systematische Kultivierung führten erst die europäischen Jesuitenpadres ein.

Die Aloe in Nordeuropa

Durch die Schriften der arabischen, griechischen und römischen Gelehrten gelangte die Kunde von der Heilkraft der Aloe schließlich auch nach Nordeuropa. Die Pflanze aber ließ sich in unseren Breiten nicht kultivieren, und so standen hier lediglich der eingedickte Saft oder das daraus durch Trocknung gewonnene, stark aloinhaltige Pulver zur Verfügung. Damit aber lassen sich viele der heilkräftigen und kosmetischen Wirkungen nicht erzielen, und so wurde die Sukkulente bei uns lange Zeit fast ausschließlich als Abführmittel gebraucht. Dieses »Stigma« blieb der Aloe – zumindest in schulmedizinischen Kreisen. In der deutschen Pharmakopöe wird die Aloe auch heute noch ausschließlich als Wirkstoff zur Darmregulierung geführt.

Einige wenige aber erkannten dennoch den medizinischen Wert des Liliengewächses. Der Arzt und Alchimist Paracelsus, der aufgrund beachtlicher Behandlungserfolge zwar schon bald Berühmtheit erlangte, wegen seiner revolutionären Therapieansätze aber zeit seines Lebens unter seinen Kollegen als Außenseiter galt, entwickelte beispielsweise ein Lebenselixier – das Elixier proprietatis – aus Aloe-Tinktur in Kombination mit Myrrhe und Safran.

Auch in der chinesischen Medizin hat die Aloe von alters her einen festen Platz. Hier wird sie vor allem zur Behandlung von Magen- und Darmbeschwerden, Ekzemen und Verbrennungen, aber auch als Wurmmittel eingesetzt.

Auch die Mystikerin und Heilerin Hildegard von Bingen wusste, dass die Einsatzmöglichkeiten der Wüstenpflanze weit über den Gebrauch als Abführmittel hinausreichen. Sie empfahl Aloe-Umschläge bei »Fieber im Magen« (Allergien) und hartnäckigem Husten, einen Aloe-Wein bei Schüttelfrost und ein Aloe-Wasser bei Gelbsucht.

Die Aloe – Mythos und Wissenschaft

Unter den Heilpflanzen ist die Aloe zweifellos eine der ganz Großen. Dennoch genoss sie in der westlichen Medizin über lange Zeit hinweg längst nicht den Ruf, den sie angesichts ihrer Vielseitigkeit und Wirksamkeit verdient hätte. Dies liegt sicher daran, dass der

Ein Hektar Pflanzen liefert zwischen 13 000 und 34 000 Kilogramm Aloe-Gel.

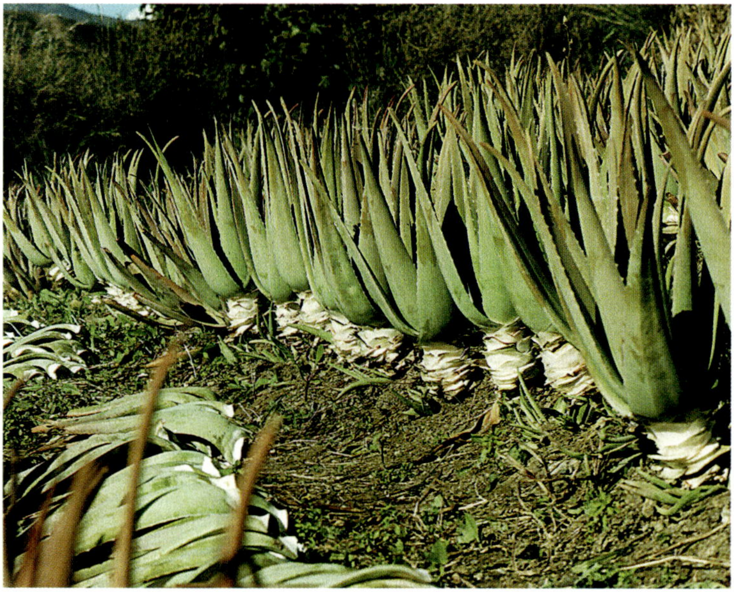

Eine Aloe-Pflanze braucht etwa vier Jahre, bis sie volle Wirkkraft erlangt. Um nicht so lange warten zu müssen, brachten die spanischen Eroberer das Liliengewächs in Pflanzkübeln zum Neuen Kontinent. Beeindruckt von deren heilender Wirkung, gab Kolumbus der Aloe in seinen Logbüchern den Beinamen »Arzt im Blumentopf«.

Wüstenbewohnerin neben ihren tatsächlichen Wirkungen immer auch mythische, ja sogar göttliche Kräfte zugeschrieben wurden. Man verehrte sie als Pflanze der ewigen Jugend und der Unsterblichkeit – ein Anspruch, dem kein noch so heilkräftiges Kraut gerecht werden kann; für viele Ärzte Grund, sie zu belächeln und links liegen zu lassen.

Auch Erfahrungswerte zählen

Es kann kein Zufall sein, dass die Aloe von den verschiedensten Völkern der Erde, die kulturell wie geografisch völlig isoliert voneinander lebten, als Heilmittel für stets dieselben Symptome verwendet worden ist. Der Mensch hat Tausende von Jahren gebraucht, um zu einem umfassenden Verständnis der Pflanzenwelt in seinem jeweiligen Umfeld zu gelangen – um zu wissen, was man essen kann und was nicht, was heilt und was schädlich ist. Bei den meisten der auf dem Markt befindlichen Medikamente handelt es sich um Destil-

late, Kombinationen, Nachbildungen oder Variationen der in der Natur anzutreffenden Substanzen. Viele dieser Substanzen wurden von den Heilkundigen und Ärzten früherer Zeiten mit Erfolg eingesetzt, lange bevor der wissenschaftliche Nachweis ihrer Wirksamkeit erbracht wurde.
Mit der Aloe verhält es sich ähnlich: Seit den 1930er Jahren wurden in verschiedenen Ländern der Erde Forschungen über ihre Wirkungen durchgeführt, und dabei hat sich gezeigt, dass die unscheinbare Pflanze in der Tat Erstaunliches vollbringen kann.

In unserer modernen Zeit reichen weder Mythen und Legenden noch positive Erfahrungsberichte, um die Wirksamkeit einer Heilpflanze zu untermauern. Erst durch die Erfolgsberichte moderner Wissenschaftler wird die Aloe medizinisch langsam »salonfähig«.

Russland als Pionier der Aloe-Forschung

Als ehemaliger Sowjetstaat war Russland lange Zeit führend in der Aloe-Forschung, da die marxistische Ideologie der volkstümlichen Heilkunde den Vorrang vor der »bourgeoisen« Schulmedizin gab. Aufgrund des fehlenden Konkurrenzdrucks sah die Pharmaindustrie dort zudem keine Notwendigkeit zur kostspieligen Entwicklung ständig neuer Medikamente und konzentrierte sich stattdessen auf das, was altbewährt und preiswert war. Vor diesem Hintergrund sind die Arbeiten von Israel Brekhman, dem Direktor des Instituts für biologisch wirksame Substanzen in Wladiwostok, zu sehen, der die Aloe als Erster systematisch untersuchte und ihr schon sehr bald den ihr gebührenden Platz in der sowjetischen Pharmakopöe verschaffte.

Professor Filatow und seine biogen stimulierte Aloe

Wegweisend waren auch die Forschungen des Augenarztes Wladimir P. Filatow. Er stieß in den 1940er Jahren auf ein neues Verfahren zur Behandlung von Augenerkrankungen und darüber hinaus zur Anregung sämtlicher Körperfunktionen. Er stellte fest, dass sich vom Wirtsorgan getrennte Gewebeteile – so auch abgeschnittene Aloe-Blätter – bei Lagerung unter widrigen Bedingungen wie Dunkelheit und Kälte biochemisch neu organisieren und dabei gewissermaßen ihre ganze Reserve an Lebenskraft mobilisieren.

Die Extrakte aus solchen »biogen stimulierten« Blättern wirken in erster Linie auf das zentrale Nervensystem.

Mit Spritzen kurmäßig unter die Haut injiziert (aber bitte nur nach Anweisung eines Heilpraktikers oder Arztes!), lassen sich damit zum Teil beachtliche Heilerfolge erzielen, und das nicht nur bei Augenerkrankungen, sondern bei vielen anderen Leiden von der Anämie über die Impotenz und Hauterkrankungen bis hin zu Strahlenschäden. Filatow war Erfahrungsheilkundler; ihm genügte das Wissen um die Wirksamkeit seiner Gewebetherapie. Zu ergründen, warum sie funktionierte, überließ er seinen Nachfolgern.

Info

In Deutschland befasst sich die Arbeitsgemeinschaft Grundlagenforschung für Biologische Medizin in Berlin mit den Wirkmechanismen der Biostimulation, sodass die Therapie mittlerweile auch in Deutschland praktiziert wird.

Erste Hilfe bei Strahlenschäden

In den USA gelang der Aloe ein erster Durchbruch in der Schulmedizin, nachdem Dr. C.S. Collins und sein Sohn Creston Mitte der 1930er Jahre über ihre Erfolge bei der Behandlung von Hautverbrennungen nach einer Strahlentherapie berichteten. Die Technik der Röntgenbestrahlung zur Krebsbehandlung steckte damals noch in ihren Kinderschuhen und rief oft extreme Hautschäden hervor, die sich mit konventionellen Methoden kaum heilen ließen. Selbst Hauttransplantationen brachten in vielen Fällen keinen Erfolg. Collins und sein Sohn behandelten diese Art von Verbrennungen mit dem frischen, schleimigen Gel der Aloe vera und beobachteten ein rasches Abklingen der entzündlichen Prozesse. In den darauffolgenden Jahren wurden die Erfolgsberichte der beiden Collins durch Fallstudien anderer amerikanischer Ärzte (Carroll S. Wright, Adolph B. Loveman, Archie Fine und Samuel Brown, um nur einige zu nennen) bestätigt.

Neues Verfahren erhält die Frische

Das aus der Mesenchymschicht der Wüstenlilie gewonnene Gel ist sehr unbeständig. Innerhalb weniger Stunden oxidiert es an der Luft, und bei diesem Prozess gehen die meisten der heilkräftigen Substanzen verloren. Aus diesem Grund blieben uns in unseren

Breiten, wo die Aloe aus klimatischen Gründen niemals großflächig angebaut werden kann, viele der Anwendungsmöglichkeiten verwehrt. So war es ein echter Durchbruch, als es Ende der 1950er Jahre dem amerikanischen Apotheker und Aloe-Experten Rodney M. Stockton erstmals gelang, das frische Blattmark in einem natürlichen Verfahren haltbar zu machen, ohne nennenswerte Nährstoffverluste in Kauf nehmen zu müssen. Einem im August 1959 im US-amerikanischen Ärzteblatt »Industrial Medicine and Surgery Journal« veröffentlichten Bericht zufolge, konnten mit der von ihm entwickelten Aloe-Salbe schwerste Verbrennungen innerhalb von 48 Stunden in den weniger schweren zweiten Grad überführt werden. In Tierversuchen zeigte sich eine gegenüber herkömmlichen Produkten um 30 % verbesserte Heilungsrate. Mit Stocktons Erfindung war der Weg frei für moderne Aloe-vera-Produkte aus stabilisiertem Gel, wie wir sie heute kennen. Ein weiterer Meilenstein war die Entwicklung von Verfahren, durch die abführende, stark reizende Bitterstoffe wie Aloin und Aloe-Emodin auskristallisiert werden konnten.

Dank moderner Verarbeitungsverfahren kann Aloe vera heute ohne nennenswerte Vitalstoffverluste stabilisiert werden, sodass die Herstellung von Nahrungsergänzungsmitteln und kosmetischen Rohstoffen im großen Stil möglich ist.

Viele Fragen sind noch offen

In der Zwischenzeit wurden von Wissenschaftlern in aller Welt mehr als 1000 Studien veröffentlicht, in denen die Einsatzmöglichkeiten der Aloe ausführlich beschrieben wurden. Darin wird von Erfolgen bei der Behandlung der verschiedensten Erkrankungen berichtet: von Geschwüren ebenso wie von bakteriellen Infektionen, von Akne und Haarausfall, von Arthritis und Arteriosklerose, von Immunschwäche und Altersdiabetes. Leider fehlen oft umfassende so genannte Doppelblindstudien, wie sie für einen offiziellen Wirksamkeitsnachweis benötigt werden. Deshalb gibt es noch einiges zu erforschen. Doch so wichtig und interessant die wissenschaftliche Bestätigung der Heilkraft der Aloe auch sein mag – die Pflanze ist kein Medikament, sondern ein natürliches Nahrungs- und Pflegemittel. Das lehrt uns die Erfahrung.

Aloe vera hat es in sich

Im Himalaya heißt sie Kumari, die lebende Göttin, in Mexiko Sábila, die Wissende. Die Amerikaner nennen sie Silent Healer, und bei uns hat man sie schon als Allheilende und Pflanze der hundert Wunder bezeichnet. Bei all den klingenden Beinamen, die der unscheinbaren Sukkulente in ihrer langen Geschichte gegeben wurden, stellt sich die Frage, ob denn bei so vielen Superlativen nicht immer auch ein Stück Übertreibung mit im Spiel sein muss. Was also ist wirklich dran an dieser Heilpflanze, die angeblich alles kann?

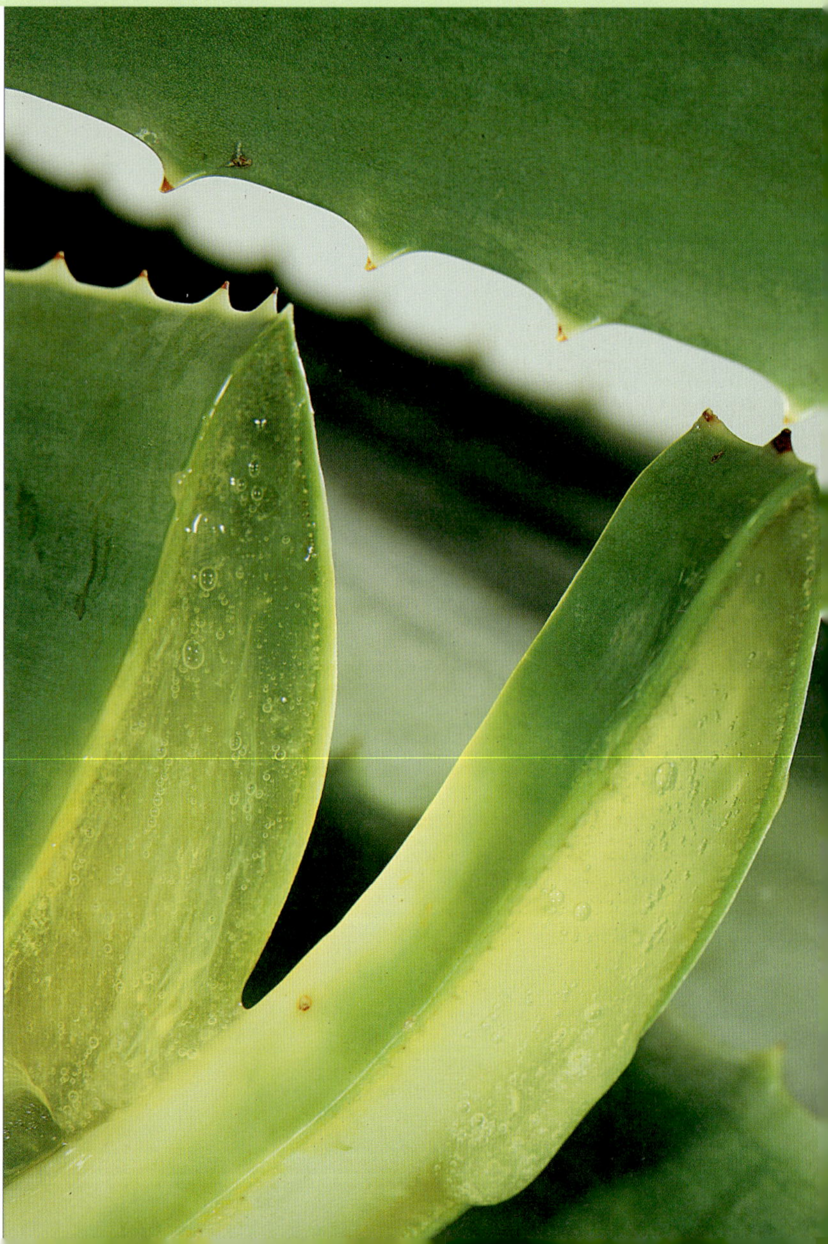

Das Wirkstoffpaket auf der Fensterbank

Ob die Aloe vera nun tatsächlich Wunder vollbringen mag, sei dahingestellt. Fest steht, dass sie einiges an Wunderbarem enthält. Mit neuesten technischen Analysemethoden wurden bis heute an die 160 verschiedene Wirkstoffe in ihr nachgewiesen. Kaum eine andere Heilpflanze besitzt eine so große Vielfalt an aktiven Substanzen wie sie. Dazu gehören Mono- und Polysaccharide, Enzyme, Mineralstoffe, Vitamine, Aminosäuren und zahlreiche andere bioaktive Substanzen, die für die Vitalisierung und Gesunderhaltung des menschlichen Organismus von großer Bedeutung sind.

Der Ruf der Aloe als »heilige Pflanze« erreichte auch Pfarrer Sebastian Kneipp. Er kurierte mit einem aus Aloe-Pulver gewonnenen Wasser vor allem Augenleiden bei Kindern.

Was in der Aloe vera steckt

Bis auf wenige Ausnahmen wie die typische Form der in der Aloe vera enthaltenen Mehrfachzuckerverbindungen – so genannter acetylierter Polysaccharide (auch Acemannan genannt), die man als genetischen Fingerabdruck des Liliengewächses bezeichnen kann, oder das bisher nur hier in dieser Form nachgewiesene Magnesiumlaktat, kommen alle Inhaltsstoffe der Aloe auch in anderen Pflanzen vor. Die bemerkenswerten heilenden, pflegenden, vitalisierenden und tonisierenden Eigenschaften werden daher nicht zuletzt auf den Synergieeffekt zurückgeführt, der sich aus dem Miteinander aller Komponenten in ihrer spezifischen Zusammensetzung ergibt. Das Ganze ist eben immer mehr als die Summe der Einzelteile.

Die wichtigsten Biosubstanzen

Acemannan

Dies ist der von den US-amerikanischen Carrington Laboratories eingeführte Markenname für den wohl begehrtesten aller Inhaltsstoffe der Aloe vera: Polyuronid, eine langkettige Zuckerform aus der Gruppe der acetylierten Polysaccharide, die einen stimulierenden Effekt auf das Immunsystem hat. Näheres über die Wirkungen erfahren Sie ab Seite 54. In zahlreichen wissenschaftlichen Untersuchungen wurde dieser Substanz eine das Immunsystem stimulierende Wirkung bescheinigt, was sie für die Stärkung des körpereigenen Abwehrsystems und auch für die Unterstützung bei Immundefekten interessant erscheinen lässt.

Aminosäuren

Diese Substanzen sind die Grundbausteine der Proteine. Die Aloe vera enthält neben vielen nicht essenziellen auch sieben der insgesamt acht essenziellen Aminosäuren. Aminosäuren wie Tryptophan und Phenylalanin sind Entzündungshemmer.

Aloin ist ein drastisches Abführmittel. In Nahrungsergänzungsmitteln hat es nichts verloren. In Deutschland liegt der zulässige Aloinanteil für solche Produkte bei einem ppm (part per million), d.h., unter einer Million Molekülen darf sich nur ein einziges Aloinmolekül befinden.

Anthrachinone

Das sind abführend wirkende Bitterstoffe, die in der Aloe vor allem in Form so genannter Aloine als Aloin sowie als Aloe-Emodin vorkommen. Diese Substanzen sind nur in pharmazeutischen Aloe-Präparaten enthalten. Aus dem kosmetischen Rohstoff müssen sie ebenso wie aus Nahrungsergänzungsmitteln entfernt werden. Der leicht bittere Geschmack lässt sich aber nicht ganz eliminieren, sodass Trinksäfte aus Aloe vera relativ herb schmecken und für viele Menschen zunächst gewöhnungsbedürftig sind. Anthrachinonhaltige Abführmittel sind wegen ihrer starker Nebenwirkungen nicht für eine längere Anwendung geeignet und sollten, wenn überhaupt, nur unter ärztlicher Aufsicht eingenommen werden.

Enzyme

Das sind so genannte Designerproteine, die im Organismus als Katalysatoren wirken und bei der Aufschließung der verschiedenen Nahrungsbestandteile jeweils eine spezielle Aufgabe übernehmen. Sie sind für die Steuerung des gesamten Stoffwechsels verantwortlich. In der Aloe vera sind 15 verschiedene Enzyme nachweisbar.

Fettsäuren

Fettsäuren wie Cholesterol, Campesterol und ß-Sitosterol wirken entzündungshemmend und sind mit dafür verantwortlich, dass die Aloe vera so erfolgreich bei Verbrennungen, Hautverletzungen, allergischen Reaktionen sowie generell bei allen entzündlichen Prozessen im Organismus eingesetzt werden kann. ß-Sitosterol hat gleichzeitig einen regulierenden Einfluss auf die Blutfettwerte, sodass eine Nahrungsergänzung mit Aloe vera für stressgeplagte Manager und andere Herzinfarktgefährdete empfehlenswert ist.

Während der Begriff »Droge« in der Allgemeinsprache als süchtig machende Substanz verstanden wird, verwendet man ihn in der Pharmazeutik im ursprünglichen Sinn für alle Arten von getrockneten Heilstoffen. Wenn in diesem Buch also von Drogen die Rede ist, ist immer der pharmazeutische Rohstoff gemeint.

Lupeol

Dieser Wirkstoff ist eine Chlorverbindung. Lupeol besitzt antiseptische Wirkung und schmerzstillende Eigenschaften.

Magnesiumlaktat

Dieser Stoff ist eine Magnesiumverbindung, die in dieser Form bislang in keiner anderen Pflanze nachgewiesen wurde. Er lindert

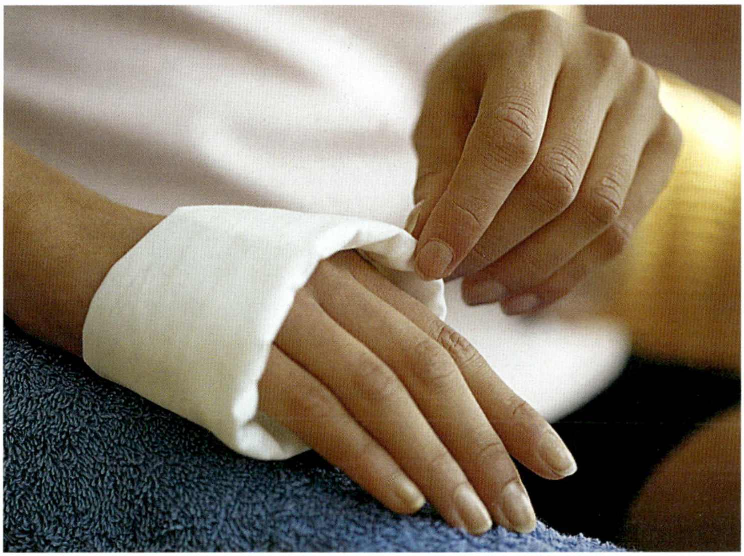

Auch bei Verbrühungen und Verbrennungen sorgen die Inhaltsstoffe der Aloe vera rasch für eine Linderung der Schmerzen und die Regenerierung der Haut.

Schmerzen und beispielsweise auch das unangenehme Spannungsgefühl nach einem Sonnenbrand.

Mineralstoffe
Sie sind zur Aufrechterhaltung der Körperfunktionen unabdingbar. Synthetisch aufbereitete Mineralstoffpräparate werden vom menschlichen Organismus oftmals nicht so gut verwertet. Scheinbar werden Mineralien erst durch die »Vorverdauung« in Pflanzen für den Menschen aufschließbar. Schon allein aus diesem Grund bietet sich eine Nahrungsergänzung mit Aloe vera an. In der Wundheilung spielen Schwefel und Magnesiumlaktat eine wichtige Rolle.

Acetylierte Polysaccharide
Das sind jene langkettigen Zucker, der die Aloe vera einen Großteil ihrer abwehrstimulierenden und zellerneuernden Wirkung zu verdanken hat. Auch das Acemannan gehört zu dieser Gruppe.

Das in der Aloe enthaltene Aloin absorbiert Strahlen im ultravioletten Bereich und fungiert, äußerlich aufgetragen, als biologischer Sonnenschutzfaktor. Damit wirkt es gleichzeitig einer durch Sonnenlicht bedingten vorzeitigen Hautalterung entgegen.

Polypeptide
Diese Wirkstoffe sind Immunstimulanzien, die die körpereigenen Abwehrkräfte ankurbeln. In der Aloe vera konnten 23 davon nachgewiesen werden. Im Verein mit Acemannan sind sie für die abwehrstärkenden Eigenschaften der Aloe vera verantwortlich.

Salizylsäure
Sie ist ein sehr bekannter fiebersenkender und schmerzstillender Wirkstoff, der auch die Grundlage zur Herstellung von Präparaten wie Aspirin oder ASS bildet.

Spurenelemente
Diese Wirkstoffe werden, wie der Name schon sagt, im Körper nur in winzigen Spuren benötigt, übernehmen aber wichtige Funktionen. Sie sind beispielsweise für die Wundheilung mitverantwortlich und wirken entzündlichen Prozessen entgegen.

Vitamine

Vitamine sind für Mensch und Tier gleichermaßen wichtig. Sie beugen Infektionskrankheiten vor, stärken die Abwehrkräfte und sorgen für eine gesunde Haut und kräftiges Haar. Wir brauchen sie nur in kleinen Mengen; fehlen sie aber, führt das oft zu schwer wiegenden Mangelerscheinungen. In der Aloe vera sind vor allem die Vitamine der B-Gruppe vertreten.

Die verschiedenen Aloe-Produkte

Die Basis für die diversen Aloe-Fertigprodukte bildet jeweils eine von zwei völlig verschiedenen Substanzen, die beide aus dem fleischigen Blatt gewonnen werden. Die eine ist der gelbe, bittere Saft aus der Faserschicht, der so genannte Aloe-Latex. Ihm gilt das Augenmerk der Pharmaindustrie, denn er enthält Aloin, das als Wirkstoff in vielen handelsüblichen Abführmitteln enthalten ist. Die pharmazeutische Droge wird oft nicht aus der Aloe vera (barbadensis Miller), sondern aus anderen Aloe-Arten gewonnen.
Für die Lebensmittelindustrie ist dieser Saft nur insofern von Bedeutung, weil er als Geschmackszutat im Magenbitter verwendet wird. Hier wirkt er dank minimaler Dosierung ausgesprochen wohltuend und magenberuhigend.
Die andere ist das durchsichtige Gel aus dem Blattinneren, in dem neben einem großen Wasseranteil eine Reihe von bioaktiven Verbindungen steckt, denen die heilende, abwehrstärkende und regenerierende Wirkung der Sukkulente zugeschrieben wird. Dieses wertvolle Gel ist frei von Aloin und ist damit kein Arzneimittel. Es bildet die Grundlage für Nahrungsergänzungsmittel und ist zugleich Basis für den Aloe-vera-Wirkstoffkomplex in kosmetischen Produkten.

Wie man das Gel gewinnt

Im Lauf der Jahrzehnte sind von den diversen Herstellern in stetigen Versuchen verschiedene Produktionsverfahren entwickelt worden:

Info

Es gibt zwei verschiedene Säfte aus der Aloe:

- Gelber, aloinhaltiger Saft, aus dem die pharmazeutische Droge gewonnen wird und der medizinischen Zwecken dient.
- Vom Aloin befreiter, glasklarer bis bräunlicher Saft, der aus dem Gel hergestellt wird. Nur dieser ist als Nahrungsergänzung geeignet, weshalb er hier als Trinksaft bezeichnet wird.

Wer eine frische Pflanze auf dem Fensterbrett stehen hat, verwendet ihr Gel zur Intensivpflege gestresster oder geschädigter Haut – beispielsweise um einen Sonnenbrand zu lindern oder Insektenstiche zu behandeln.

Die Filetierung von Hand

Diese ist sehr aufwändig und teuer und wird nur selten praktiziert. Vorteil: Das Mark kommt gar nicht erst in Kontakt mit dem aloinhaltigen gelben Saft aus der Faserschicht und braucht folglich nicht filtriert zu werden.

Das Walzverfahren

Hierzu wird die Spitze des Aloe-Blattes gekappt und das Gel mitsamt dem gelben Saft durch eine schwere Walze »herausgerollt«. Die so gewonnene Flüssigkeit wird mit Hilfe von Aktivkohlefiltern vom Aloin befreit.

Das Ganzblattverfahren

Hierbei wird das ganze Blatt zerkleinert und gepresst, sodass auch die unter der Blattrinde konzentrierten Eiweiße mit extrahiert werden. Auch dieser Saft muss filtriert werden, um die Bitterstoffe zu entfernen.

Wirkung der aloinhaltigen Aloe

In geringer Dosis wirkt die pharmazeutische aloinhaltige Aloe appetitanregend, tonisierend und verdauungsfördernd. Wegen möglicher erheblicher Nebenwirkungen darf sie in jedem Fall nur auf Anweisung des Heilpraktikers oder Arztes verwendet werden!
Gegenanzeigen der pharmazeutischen Aloe:

- Durchfall
- Herzbeschwerden
- Krampfadern
- Hämorrhoidalleiden
- Schwangerschaft

Welcher dieser Säfte – ob filetiert, gewalzt oder im Ganzblattverfahren gewonnen – nun am besten ist, darüber streiten sich die Experten. Als Kaufempfehlung kann nur so viel gesagt werden: Probieren Sie unterschiedliche Produkte aus und entscheiden Sie selbst, welches Ihnen ganz persönlich am besten tut. Wenn Sie unsicher sind: In den Umschlaginnenseiten dieses Buches finden Sie Bezugsquellen mit den Telefonnummern der unterschiedlichsten Hersteller. Dort ist man gerne bereit, Sie zu beraten.

Die Produktpalette im Überblick

Wer erste Bekanntschaft mit der Wüstenlilie schließen will und sich auf Einkaufstour begibt, könnte sich leicht im Begriffsdschungel verirren, so vielfältig sind die Erzeugnisse aus und mit Aloe vera. Um das richtige Produkt für Ihre persönlichen Zwecke auswählen zu können, müssen Sie zwischen folgenden Handelsformen unterscheiden:

- Die aloinhaltige arzneiliche Droge der Aloe, die aus dem getrockneten, gelben Saft vor allem der Kap-Aloe, der Sokotra-Aloe und der Curaçao-Aloe gewonnen wird und die ausschließlich in Apotheken in Form von Pulver und klein geschnittenen Würfelchen erhältlich ist
- Die daraus hergestellten offizinellen Zubereitungen wie beispielsweise Tinkturen und alkoholische Auszüge
- Die daraus hergestellten homöopathischen Verdünnungen
- Das aloinfreie Nahrungsmittel aus der Aloe vera, das pur in Form von Direktsaft, rückverdünntem Saftkonzentrat, nachträglich angedicktem Trinkgel oder mit anderen Zutaten gemixt als Trinkzubereitung – den so genannten Aloe-vera-Drinks – erhältlich ist und je nach Verarbeitungsverfahren aus dem Blattmark (»Gel«) oder auch dem ganzen Blatt (»Ganzblatt« oder »whole leaf«) gewonnen wird
- Der ebenfalls aloinfreie kosmetische Grundstoff aus dem Gel oder ganzen Blatt, der u. a. wegen seiner pflegenden, heilenden

Neben all diesen Extrakten oder Zubereitungen gibt es außerdem die Möglichkeit, frische Aloe-vera-Blätter zu kaufen (Adressen siehe Umschlaginnenseiten). So können die angewandte Menge und Qualität selbst kontrolliert werden.

und hautstraffenden Wirkung geschätzt wird. Er wird als Aloe vera flüssig, häufig aber auch als Gel bezeichnet, obgleich er von der Konsistenz her flüssig und mit dem als »Saft« angebotenen Nahrungsmittel identisch ist. Er ist in unterschiedlichen Konzentrationen erhältlich.

- Das durchsichtige, gallertartige Aloe-vera-Gel, das aus diesem kosmetischen Grundstoff unter Zusatz von so genannten Gelbildnern hergestellt wird (Packungsaufschrift lesen!)
- Fertige Kosmetika und Pflegemittel mit einem mehr oder minder großen Anteil an Aloe-vera-Gel – von der Creme über das Haarwaschmittel bis hin zur Zahnpasta
- Das aus Aloe vera und pflanzlichen Ölen hergestellte Mazerat, in dem die öllöslichen Wirkstoffe der Pflanze enthalten sind und das unter der Bezeichnung »Aloe-vera-Öl« vertrieben wird. Es eignet sich zur Herstellung von Lipgloss und zur After-Sun-Pflege.

Zur Familie der Liliengewächse gehören neben der Aloe auch der Lauch, der Spargel, die Zwiebel, die Hyazinthe und der Stern von Bethlehem. Einige dieser Verwandten der Aloe haben ebenfalls heilkräftige Wirkung.

Die Aloe als Zimmerpflanze

Von den Inhaltsstoffen her betrachtet können Aloe-vera-Pflanzen, die in unseren Breiten auf dem Fensterbrett wachsen, den Freilandexemplaren aus dem sonnigen Süden nicht das Wasser reichen. Die Aloe ist eben nicht für unsere klimatischen Bedingungen ausgelegt. Dennoch haben auch im Blumentopf gehaltene Exemplare vor allem für den Notfalleinsatz einiges zu bieten, sofern bei der Haltung und Pflege bestimmte Regeln beachtet werden. Es lohnt sich also auf jeden Fall, sich eine Pflanze zuzulegen.

Am einfachsten – ein Ableger

Aloe-Pflanzen können aus Samen oder Ablegern gezüchtet werden. Wenn Sie das Glück haben, einen Blumenfreund zu kennen, der ein Exemplar auf dem Fensterbrett hält, können Sie ihn um eine Baby-Aloe bitten: Ausgewachsene Pflanzen bilden reichlich Triebe, die nach spätestens ein bis zwei Jahren entfernt werden müssen, um

eine Auszehrung der Mutterpflanze zu vermeiden. Ansonsten können Sie eine kleine Pflanze auch bei in den Bezugsquellen genannten Anschriften (siehe Umschlaginnenseiten) bestellen.
Wenn Sie im Blumenhandel kaufen möchten, achten Sie darauf, dass Sie auch wirklich eine Aloe vera bekommen und keine ihrer Artverwandten. In Pflanzenzentren wird häufig die Aloe miloti angeboten – eine weit verbreitete, anspruchslose Art, die mit einem Minimum an Pflege auskommt. Äußerlich sieht sie zwar der Aloe vera recht ähnlich, hat aber nicht die gleichen gesundheitsfördernden Kräfte wie ihre berühmte Verwandte.

Erde und Wasser

Die Babypflanze wird in einen Blumentopf (mit Loch!) eingesetzt. An den Boden stellt sie keine großen Ansprüche. Am liebsten ist ihr eine wasserdurchlässige Mischung aus zwei Teilen Sand und einem Teil Blumenerde. Gießen Sie sie kräftig an, und stellen Sie sie ans Licht. Von nun an heißt es, sparsam mit Wasser zu sein. Damit sie schneller Wurzeln treibt, sollte man erst nach zwei Wochen wieder gießen. Danach braucht die Pflanze erst wieder Wasser, wenn der Boden vollkommen trocken ist. Nicht in die Blattrosetten gießen!
Im Winter ist eine Ruhepause angesagt. Da reichen ein bis zwei Tassen Wasser alle vier Wochen. Im Sommer darf je nach Witterung einmal in der Woche bzw. einmal alle 14 Tage gegossen werden. Achtung: Staunässe ist der Erzfeind der Aloe!

Ab und zu mal umtopfen

Wenn es der Pflanze zu eng wird, sollten Sie sie umtopfen. Die beste Zeit hierfür ist der Frühling. Dies ist eine gute Gelegenheit für einen Gesundheitscheck der Wurzeln. Fahnden Sie nach winzigen Höckern, die sich möglicherweise daran festgesetzt haben könnten. Das sind Fadenwürmer, die eine Vorliebe für Sukkulenten haben und deren Wachstum hemmen. Entfernen Sie beim Umtopfen immer auch die Ableger. Bleiben sie mit im Topf, zehren sie die

Info

i

Bringen Sie keine wild wachsende Aloe aus dem Urlaub in sonnigen Gefilden mit! Alle Arten sind an ihren natürlichen Standorten durch das Washingtoner Artenschutzabkommen geschützt und dürfen nicht ausgeführt werden. Nur Samen, Ableger und Blätter von eingebürgerten oder künstlich vermehrten Pflanzen werden davon nicht erfasst.

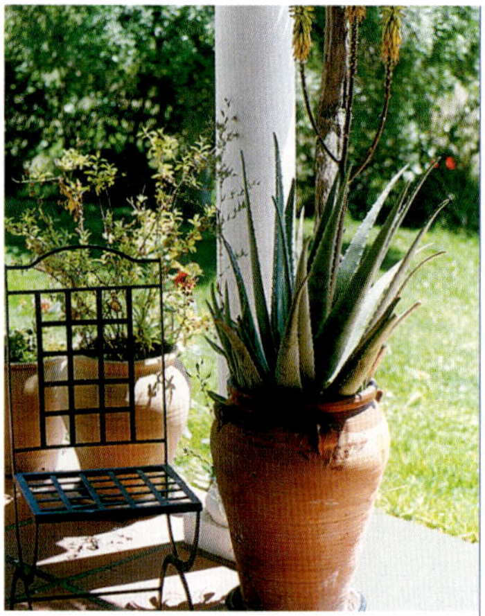

Aloe-Pflanzen brauchen viel Licht, um gut zu gedeihen.

Mutterpflanze aus. Einmal im Jahr braucht die Aloe außerdem eine Portion guten Naturdünger wie z. B. Guano.
Im Freien wächst die Aloe schneller als im Haus. Am besten, Sie stellen sie den Sommer über auf den Balkon oder in den Garten. Achten Sie darauf, dass Ihre Aloe in Regenperioden nicht vernässt. Günstig ist ein überdachter Platz im Freien. Wenn der Herbst kommt und die Temperatur nachts auf unter 5 °C abzusinken droht, holen Sie sie wieder herein. Auch bei längeren Schlechtwetterperioden gehört die Pflanze ins Haus.

Abhilfe gegen Schädlinge

Dickblattgewächse wie die Aloe sind in der Regel pflegeleicht und robust. Gegen Schädlinge ist sie bestens gewappnet. Insekten mögen den Geruch des bitteren Safts nicht und meiden die Wüstenlilie. Da die Wachstumsbedingungen in unseren Breiten für eine Exotin wie sie nicht gerade ideal sind, kann es dennoch zu Schädlingsbefall kommen. Verwenden Sie keine chemischen Spritzmittel, wenn Sie Ihre Aloe als Heilpflanze nutzen wollen! Die folgenden Parasiten sind am häufigsten zu beobachten.

Im Topf gehaltene Aloe-Exemplare könnten bei direkter Sonnenbestrahlung graue oder rostfarbene Verfärbungen bekommen. Bei indirektem Lichteinfall bleiben sie schön grün.

Wollläuse

Die Schädlinge lieben Trockenheit und treten daher vermehrt im Winter auf. Sie sehen aus wie winzige Asseln und sitzen meist in den Blattachseln. Die Eiablagen sind wie in Watte gepackt. Um der Plage Herr zu werden, bestreichen Sie alle sichtbaren Tierchen mit einer Neem- oder Teebaumöllösung (vier bis fünf Tropfen auf ein halbes Glas Wasser). Das geht am besten mit einem Wattestäbchen. Wenn das nicht hilft, wiederholen Sie die Prozedur mit Brennspiritus.

Schildläuse

Man erkennt sie an den klebrigen Ausscheidungen, die man hier und da auf den Blättern findet. Die Läuse selbst sind mikroskopisch klein. Man sieht nur die ein bis zwei Millimeter großen bräunlichen Schilde, unter denen sie sich verbergen. Die Schädlinge sind schwer loszuwerden. Kratzen Sie die Schilde mit einer alten Zahnbürste und lauwarmem Seifenwasser vorsichtig ab.

Spinnmilben

Die winzigen Spinnentiere bilden netzartige Gespinste rings um die Dornen sowie an den Blattunterseiten und hinterlassen beim Saugen schwarze Pünktchen an den befallenen Stellen. Erkrankte Pflanzen zeigen zudem oft eine graue bis gelbliche Verfärbung. Die Insekten sind leider sehr hartnäckig und mit natürlichen Mitteln kaum zu vertreiben. Da sie es gern warm und trocken haben (Heizungsluft!), hilft es manchmal, den Standort der Pflanze zu wechseln und sie öfter mit Wasser zu besprühen. Befallene Teile schneiden Sie am besten ab.

Fadenwürmer

Sie sitzen an den Wurzeln und lassen die Aloe von unten her absterben. Befallene Pflanzen sind leider nicht zu retten. Um eine Ansteckung zu vermeiden, auch den Topf mitsamt der Erde wegwerfen. Die gesunden Blätter können Sie vorher abschneiden und verwenden.

Die Ernte

Anders als auf den Plantagen im sonnigen Süden ist im Kübel auf »Balkonia« immer Erntezeit, sobald die Pflanze erst einmal drei bis vier Jahre alt ist. So lange nämlich braucht sie, um ihre Inhaltsstoffe voll auszubilden. Zum fachgerechten Ernten schneiden Sie jeweils das unterste Blatt von oben her dicht am Stamm mit einem scharfen Messer an und ziehen es zur Seite weg. Es ist am reifsten und dicksten und enthält damit auch am meisten Gel. Sie können ruhig auch nur ein Stück des Blattes abschneiden, denn die Aloe entfaltet ihre heilenden Kräfte nicht nur bei Mensch und Tier, sondern weiß

Ein Extratipp für Gartenfreunde: Mischen Sie 1 Gramm pharmazeutisches Aloe-Pulver mit 1 Liter Wasser und gießen Sie damit schneckengefährdete Pflanzen. Die gefräßigen Plagegeister mögen den Geschmack nicht und ziehen sich zurück.

auch sich selbst bei Verletzungen gut zu helfen. Innerhalb kürzester Zeit kann sie die Schnittstelle verschließen.

Frischblattgel in der Praxis

In unserer modernen Zeit haben viele von uns verlernt, mit den Rohstoffen umzugehen, so wie die Natur sie uns bietet. Wir sind es gewohnt, unsere Lebensmittel, Kosmetika und Pflegeprodukte fertig abgepackt im Laden zu kaufen. Kein Wunder, dass manche von uns erst eine gewisse Hemmschwelle überwinden müssen, um sich an die Verwendung der frischen Aloe heranzuwagen. Schließlich sieht die Pflanze mit ihren dornenbewehrten, dolchartigen Blättern alles andere als einladend aus. Um die positiven Wirkungen der Aloe wirklich kennen zu lernen, lohnt sich dennoch ein Versuch. Sie werden sehen, es ist ganz einfach!

In Polen findet man so gut wie in jedem Haus eine Aloe-Pflanze. Sie wird dort nicht nur als hübscher Schmuck geschätzt, sondern gleichzeitig als eine Art natürliche Apotheke verwendet.

Auch im Versand zu haben

Über eines sind sich die Aloe-vera-Kenner einig: Das frische Blatt ist immer besser als jeder noch so gut konservierte Extrakt. Wer keinen grünen Daumen hat, kann bei bestimmten Anbietern auch direkt von Plantagen z. B. in Spanien oder den USA importierte frische Blätter beziehen (Bestelladressen siehe Umschlaginnenseiten). Dank optimaler Wachstumsbedingungen ist das Gel der dort wachsenden Pflanzen wirksamer als von Exemplaren, die auf der heimischen Fensterbank gezogen werden. Außerdem spart man sich die mehrjährige Wartezeit, die die Aloe braucht, um zur Erntereife zu gelangen. Ein Blatt wiegt etwa 400 bis 1000 Gramm, und 100 Gramm kosten zwischen 2 und 3 Euro. Es hält sich im Gemüsefach des Kühlschranks mehrere Wochen lang.

Das Mark auslösen

Schneiden Sie von dem frisch geernteten Blatt die dornigen Ränder ab, und lassen Sie den gelben Saft vollständig abfließen, bevor Sie

das Blatt verwenden. Halten Sie dazu das Blatt mit der Schnittstelle schräg nach unten. Verwenden Sie den Saft nicht! Er hat eine stark reizende Wirkung. Schneiden Sie nun von dem Blatt ein Stück in der benötigten Größe ab, halbieren Sie es längs, und kratzen Sie mit einem Löffel vorsichtig das durchsichtige Gel heraus.
Oder Sie schneiden den linken und rechten Blattrand ab und lösen das Gel mit einem scharfen Messer von der grünen Schale, um das »Filet« zu erhalten. Schaben Sie die Schale nicht ab, denn sie kann noch Reste des aloinhaltigen Safts enthalten!
Auch das aus dem frischen Blatt gewonnene Gel kann eventuell noch Reste von Aloin enthalten, denn selbst bei sorgfältigem Schälen gelangt es manchmal in Kontakt mit dem gelben, harzigen Saft aus der Faserschicht. Hierdurch kann sich eine mehr oder minder starke abführende Wirkung ergeben. Nur ganz reines Gel ist zur innerlichen Anwendung geeignet. Auch die Augen dürfen nur mit dem reinen Gel behandelt werden, um Schleimhautreizungen zu vermeiden!

Eine Eigenbehandlung mit Naturheilmitteln kann in folgenden Fällen ohne Risiko durchgeführt werden:

- **Bei unkomplizierten Krankheiten, die Sie kennen und deren Beschwerden sich stets als überschaubar erwiesen haben**
- **Bei Beschwerden, denen eindeutig keine tiefere Krankheitsursache zugrunde liegt**

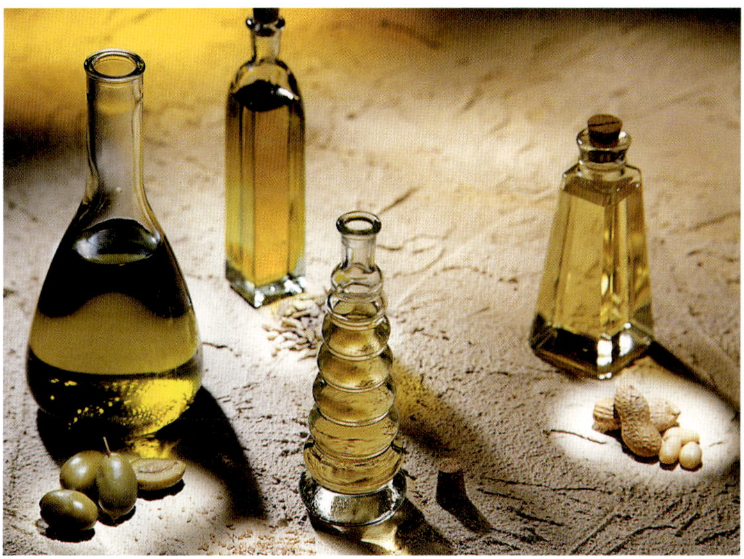

Ein ausgezeichnetes Hautpflegemittel ist der Aloe-vera-Ölauszug, den Sie selbst aus Aloe-Gel und einem sehr hochwertigen Pflanzenöl gewinnen können (Rezeptur siehe Seite 101).

Die Verwendung von Frischblattgel

- Als Nahrungsergänzung
- Zur Pflege bei Hautproblemen
- Bei Sonnenbrand
- Zur Gesichtskosmetik
- Bei Insektenstichen
- Bei Verbrennungen
- Bei Abschürfungen und Schnittwunden

Äußerliche Anwendung

Wie bei der innerlichen Anwendung wird auch hier immer nur das Gel verwendet. Sie können es entweder, wie oben beschrieben, aus dem Blatt herauslösen oder einfach die dornigen Ränder abschneiden und das Blattstück längs halbieren. Anschließend legen Sie es mit der Gelseite nach unten auf die Haut auf. Diese Anwendung hat sich in der Praxis als die wirkungsvollere erwiesen, wohl weil hier dank der weitgehend intakten Blattstruktur der Synergieeffekt besser zum Tragen kommt. Aloe-Frischblattgel wird von der Haut schnell aufgenommen. Tragen Sie es dick auf, und erneuern Sie Umschläge alle halbe Stunde, bis sich der gewünschte Erfolg einstellt.

Auch Verletzungen oder Ekzeme bei Hunden, Katzen oder Pferden heilen schneller, wenn man ein Stück Aloe-Blatt mit der Gelseite nach innen auflegt. Mehr zur Behandlung von Haustieren siehe Seite 124f.

Bei der Behandlung von Ekzemen mit dem Gel des frischen Blattes kann es in seltenen Fällen zu einer Austrocknung der Haut kommen. Dies beeinträchtigt aber nicht die heilende Wirkung. In diesem Fall können Sie das Gel vor dem Auftragen mit etwas reinem, kaltgepresstem Pflanzenöl mischen. Geeignet sind dafür z. B. süßes Mandel- oder Olivenöl. Oder Sie können auf eines der handelsüblichen, stabilisierten Gele ausweichen.

Achtung Offene Wunden und Hautabschürfungen müssen vor dem Auftragen des Gels sorgfältig gereinigt werden. Die Wirkstoffe der

Aloe dringen nämlich tief in das Gewebe ein und könnten äußerlich anhaftende Bakterien mit einschleusen. Dies würde unweigerlich zu Infektionen führen.

In der Aloe vera sind zwar viele verschiedene bioaktive Substanzen nachzuweisen, aber in relativ geringer Menge. Der Synergieeffekt, also das optimale natürliche Zusammenspiel der einzelnen Inhaltsstoffe, scheint einen Großteil der Wirkung auszumachen.

Ein Hinweis für Allergiker

Das reine, schleimige Gel aus dem Blattinneren ist frei von Reizstoffen und wird normalerweise gut vertragen. In wenigen Einzelfällen (laut Statistik bei etwa 1 % aller Menschen) kann es jedoch zu einer allergischen Reaktion kommen.
Um zu testen, ob bei Ihnen eine Überempfindlichkeit gegen einen oder mehrere Inhaltsstoffe der Aloe infrage kommt, empfiehlt es sich, in der Armbeuge ein wenig frisches Gel aufzutragen. Zeigt sich nach etwa einer halben Stunde keine Hautreizung, können Sie das Gel unbesorgt verwenden. Wer empfindlich ist, sollte aber auf jeden Fall darauf achten, dass der gelbe Saft aus der Faserschicht nicht pur auf die Haut gelangt.

Innerliche Anwendung

Spätestens dann, wenn sich der Körper nach Regeneration, Reinigung und Entschlackung sehnt, vor lauter Stress wieder einmal der Magen streikt oder die Verdauung nicht mehr mitspielt, ist es Zeit für eine Nahrungsergänzung mit Aloe-vera-Frischblattgel. Je nach Zubereitungsart können Sie das Gel entweder mit dem Pürierstab verflüssigen oder in Würfelchen schneiden. Auch eine Weizengraspresse eignet sich zum Zerkleinern. Zum Trinken wird das pürierte Gel in ein Glas Saft eingerührt. Die Gelstückchen können Sie auch gut unter einen Salat mischen (Rezepte siehe Seite 63ff.).
Achtung Der Geschmack des frischen Aloe-Gels ist leider alles andere als ein Honigschlecken! Wer es zum erstenmal kostet, wird sicherlich den Mund verziehen. »Neulinge« fangen daher am besten mit kleinen Mengen an. Für Menschen mit sehr sensiblem Gaumen empfiehlt es sich, das Gel mit Saft oder unter eine Speise zu mischen.

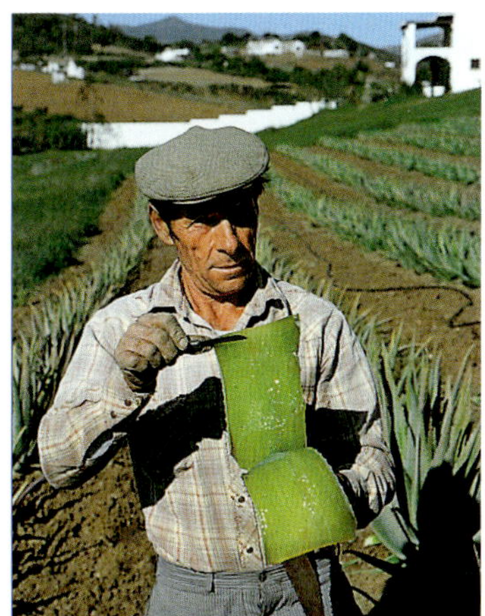

Auch in der sanften Medizin dient Aloe-Gel als Grundsubstanz.

Die Aloe in der Naturheilkunde

Jede Medaille hat zwei Seiten – so auch Gesundheitsreformen, die einerseits kassenärztliche Leistungen immer mehr beschneiden, andererseits aber die Verantwortung für das gesundheitliche Wohlergehen wieder zunehmend dorthin legen, wohin sie gehört: in die Hände des Einzelnen selbst. Mit wachsendem Interesse an der eigenen Gesundheit zeichnet sich ein eindeutiger Trend hin zu natürlichen Heilweisen ab. Vor diesem Hintergrund erklärt sich, warum Naturheilmittel und Heilpflanzen wie die Aloe vera in jüngster Zeit eine echte Renaissance erleben.

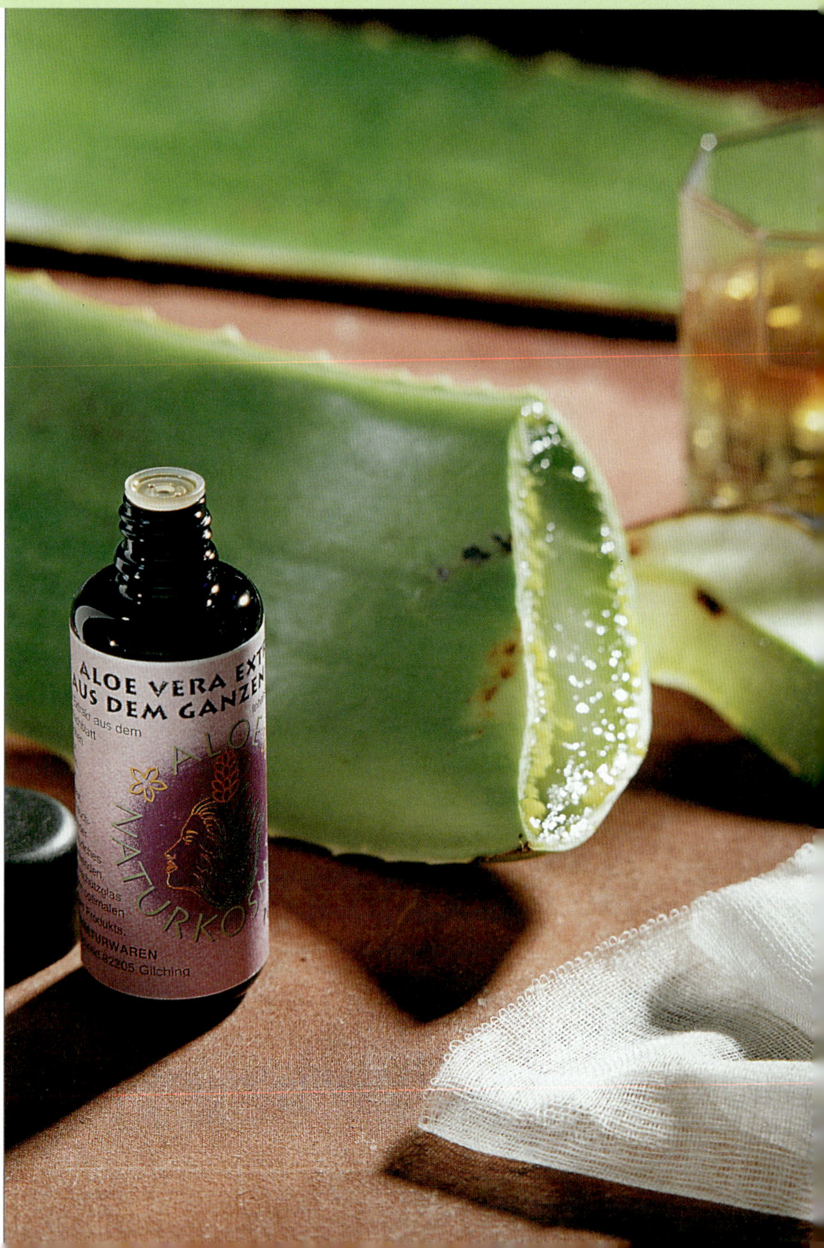

Sanft heilen

Unser aktiver Beitrag ist nicht nur in der Gesundheitsvorsorge, sondern bis zu einem bestimmten Grad auch in der Eigenbehandlung gefragt. Naturheilmittel der verschiedensten Art bieten sich dazu als ein geradezu ideales Instrumentarium an. Sie haben so gut wie keine Nebenwirkungen; trifft der Laie bei der Auswahl also einmal nicht genau ins Schwarze, so ist das Präparat schlimmstenfalls unwirksam.

Schon Hippokrates und Paracelsus wussten um die Möglichkeit, Ähnliches mit Ähnlichem zu heilen. In der Homöopathie ist Hahnemanns Gesetz »Similia similibus curentur« – Ähnliches wird mit Ähnlichem geheilt – das wichtigste Prinzip.

Homöopathische Zubereitungen

Der von ihrem Begründer Dr. Samuel Hahnemann (1755–1843) geschaffene Begriff »Homöopathie« bedeutet übersetzt so viel wie Heilen mit Ähnlichem – im Gegensatz zur Heilung mit entgegengesetzt Wirkendem, der Allopathie, wie sie von Schulmedizinern praktiziert wird. Während Letztere gezielt gegen Symptome vorgeht und dabei die Ursachen der Krankheit unberücksichtigt lässt, unterstützt die Homöopathie den Körper als »gleichgesinnter« Partner dabei, seine Selbstheilungskräfte speziell auf das Krankheitsgeschehen hin zu lenken und gezielt einzusetzen.

Die Art und Weise, mit der die Homöopathie dies bewirkt, mag auf den ersten Blick paradox erscheinen: Sie heilt Krankheiten mit einer Substanz, die bei einem Gesunden ähnliche Krankheitssymptome erzeugen würde. Die Wirkungsumkehr wird durch ein besonderes Verfahren zur Arzneiherstellung – die so genannte Potenzierung – erzielt, bei der der Ausgangsstoff auf bestimmte Weise so oft verdünnt wird, dass davon in dem fertigen Mittel rein analytisch betrachtet nur noch verschwindend wenig oder gar nichts mehr nachweisbar ist. Bei Beachtung der Dosierungsvorschriften können damit selbst Substanzen, die ansonsten als hochgiftig gelten, gefahrlos verabreicht werden.

Was man unter Potenzen versteht

Das Wirkprinzip der homöopathischen Arzneimittel stößt auf die Kritik der wissenschaftlich ausgerichteten Schulmedizin. Die Behandlungserfolge der Homöopathen sind aber nicht von der Hand zu weisen. Die Potenzierung homöopathischer Arzneimittel erfolgt nach folgendem Schema: Ein Tropfen der Urtinktur, also des reinen Extrakts beispielsweise der Aloe, wird mit neun Tropfen Alkohol gemischt und mit zehn Schüttelschlägen versehen. Dies ergibt Aloe D1. Dieser Mischung entnimmt man wiederum einen Tropfen, versetzt ihn mit neun Tropfen Alkohol und verabreicht zehn Schüttelschläge. Dadurch erhält man Aloe D2 – und so immer weiter. Je höher die Potenz, desto intensiver die Wirkung des Arzneimittels.

Nur die Erfahrung mit homöopathischen Mitteln beweist bisher deren Wirksamkeit. Die hohe Erfolgsquote bei der Behandlung von Kindern oder von Tieren zeigt aber, dass mehr als Wunschdenken und Suggestivkraft dahinter stecken muss.

Gute Erfolge bei chronischen Beschwerden

Für die Selbstmedikation empfehlen sich so genannte Niedrigpotenzen: D6 und D12. Die Arbeit mit Hochpotenzen gehört in fachkundige Hände. Auch bei chronischen Krankheiten kommt man als Laie mit der Homöopathie nicht weiter. Hartnäckig wiederkehrende Einzelbeschwerden sind nämlich in der Regel ein Zeichen für eine tiefere, unbekannte Ursprungserkrankung, die im Rahmen einer so genannten Konstitutionsbehandlung ausgeheilt werden muss. Eine solche eingehende Therapie ist empfehlenswert, denn gerade bei chronischen Beschwerdebildern lässt sich damit sehr viel bewirken.

Wann die homöopathische Aloe hilft

Wie wir eingangs gesehen haben, basiert das Wirkprinzip der Homöopathie auf dem Leitsatz, Ähnliches mit Ähnlichem zu heilen. Nachdem der gelbe, aloinhaltige Saft der Aloe, aus dem das Arzneimittel hergestellt wird, im Normalzustand Durchfall auslöst, ist es in der homöopathischen Verdünnung ein ausgezeichnetes Mittel gegen Durchfall, Blähungen und Beschwerden im Magen-Darm-

Homöopathische Aloe-Mittel

Stammpflanze	Aloe socotrina, Aloe ferox oder Aloe africana
Verwendete Ursubstanz	Getrockneter Saft aus den Blättern
Bestandteile	Aloin, Aloe-Emodin und Harz
Darreichungsform	Tabletten, Tropfen, Globuli
Dosierung D6	3- bis 5-mal täglich 1 Tablette, 8 Tropfen oder 5 Globuli (zur Akutbehandlung in den ersten 5 Stunden stündlich einnehmen)
Dosierung D12	In der Regel reicht 1 Einmaldosis von 1 Tablette, 8 Tropfen oder 5 Globuli. Wenn sich keine Besserung einstellt, erhöhen Sie die Dosis auf 2-mal täglich 1 Gabe.

Bereich. Des Weiteren hilft es bei Hämorrhoidalleiden und auch bei zu starken Monatsblutungen. Wenn Sie sich unsicher sind, ob die Aloe vera auch in Ihrem speziellen Fall das Mittel der Wahl ist, ist von einer Eigenbehandlung generell abzuraten bzw. unbedingt vorher der Arzt oder Heilpraktiker zu befragen!

Achtung Bestimmte ätherische Öle machen Homöopathika unwirksam, so auch Pfefferminz- und Eukalyptusöl, das in vielen Zahnpastas enthalten ist. Steigen Sie also eventuell während einer homöopathischen Behandlung auf eine andere Sorte um – z. B. auf eine mit Aloe vera (Bezugsquellen siehe Umschlaginnenseiten). Unerwünschte Neben- oder Wechselwirkungen mit anderen Medikamenten oder Therapien sind bei Einnahme homöopathischer Aloe in der angegebenen Potenz und Dosis nicht zu erwarten.

Wenn Sie sich beim Heilpraktiker oder Arzt homöopathisch behandeln lassen möchten, sollten Sie sichergehen, dass dieser auch in der Lage ist, eine entsprechende Anamnese zu erstellen und homöopathische Einzelmittel zu verordnen.

Die Grenzen der Selbstbehandlung

In folgenden Fällen sollten Sie generell von einer Eigenbehandlung absehen und sich an einen Heilpraktiker oder naturheilkundlich arbeitenden Arzt wenden:

- Bei schlechtem Allgemeinzustand
- Bei fiebrigen Erkrankungen, sofern Sie keine Erfahrung mit der Methode Ihrer Wahl – z. B. der Homöopathie – haben
- Wenn sich das Beschwerdebild verändert
- Während einer Schwangerschaft
- Während einer tiefen psychischen oder nervlichen Krise
- Wenn Sie auch unter einer schweren chronischen Krankheit leiden
- Besondere Vorsicht ist generell bei der Behandlung von kranken Säuglingen und Kleinkindern angezeigt

Auch für andere Heilpflanzen kennt man die biogene Stimulation. Bevor Sie sich einer solchen Behandlung unterziehen, sollten Sie sich von einem mit dem Verfahren vertrauten Heilpraktiker oder Arzt ausführlich beraten lassen.

Die biogen stimulierte Aloe

Um die Aloe in ihrer Heilkraft und kosmetischen Wirkung zu stärken, ist auch das Verfahren der biogenen Stimulation bekannt. Es geht auf den russischen Augenarzt Professor Wladimir Filatow zurück, der folgendem Phänomen auf die Spur kam: Wenn frisch geerntete Blätter der Aloe über etwa 12 bis 15 Tage hinweg bei niedrigen Temperaturen in einem dunklen Raum gelagert werden, so vollzieht sich darin ein biochemischer Umbau, der die Bildung von biologisch hochaktiven Verbindungen zur Folge hat.

Diese werden selbst dann nicht zerstört, wenn der aus diesen Aloe-Blättern gewonnene Saft gekocht, verdampft und wieder in Flüssigkeit zurückverwandelt wird. Wenngleich nach dieser Prozedur weder Eiweiß noch Hormone, ja noch nicht einmal Salze nachzuweisen sind, bleiben die Stimulatoren erhalten. Und was noch interessanter ist: Sie bewahren nicht nur ihre biologischen Eigenschaften, sondern verstärken sie sogar. In Verbindung mit den heilkräftigen Inhaltsstoffen der Aloe entfalten die biogenen Stimulatoren eine vielseitige Wirkung auf die Funktion praktisch aller Organe und Systeme des menschlichen Organismus. Der Berliner Pharmazeut Wolfgang Wirth hat diese »Gewebetherapie« nach Professor Filatow aufgegriffen und weiter erforscht. Er fand heraus, dass es sich bei den biogenen Stimulatoren um Neurotransmitter (Botenstoffe) handelt, die nach demselben Prinzip wie die Regularmoleküle des Immunsystems wirken. Dies geschieht in erster Linie über das Zentralnervensystem, aber auch in den Geweben und über die Haut.

Produkte mit biogenen Stimulatoren

Die Biostimulation der Aloe ist eine heikle Angelegenheit, denn bei der Lagerung der abgeschnittenen Blätter könnte es leicht zu einer bakteriellen Zersetzung kommen. Es empfiehlt sich also, biogen stimulierte Produkte fertig zu kaufen. Folgende Präparate sind im Handel (Bezugsquellen siehe Umschlaginnenseiten):

- Aloe-Injektionslösung aus einer nach homöopathischen Regeln verdünnten Urtinktur, die aus dem biogen stimulierten Saft frischer Blätter der Aloe capensis hergestellt wird
- Aloe-Presssaft aus dem Saft frischer, biogen stimulierter Aloe-Blätter
- Kosmetika auf der Basis biogen stimulierter Aloe

Indikationen für biogen stimulierte Aloe

Ursprünglich zur Behandlung von Augenkrankheiten wie dem grauen Star entwickelt, hat sich die Aloe-Therapie inzwischen bei vielerlei Beschwerden als wirksam erwiesen. Neben der Augenheilkunde bietet vor allem die Geriatrie (also die Altersheilkunde) ein breites Anwendungsgebiet, denn gerade bei altersbedingten Erkrankungen wie der Arteriosklerose und diversen Schwächezuständen lassen sich gute Erfolge damit erzielen.

Auch bei Hautleiden und Krankheiten, die auf eine Schwächung des Immunsystems oder einen Immundefekt zurückzuführen sind, ist das Behandlungssystem viel versprechend. Biogen stimulierte

Info

Bei Injektionen mit biogen stimulierter Aloe besteht ein hohes Risiko von heftigen Unverträglichkeitserscheinungen. Deshalb muss vorher unbedingt getestet werden, ob mit allergischen Reaktionen zu rechnen ist.

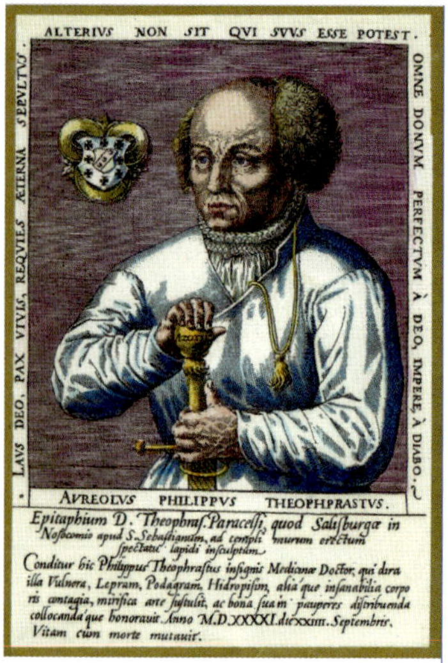
ALTERIVS NON SIT QVI SVVS ESSE POTEST.
OMNE DONVM PERFECTVM À DEO, IMPERFE, À DIABO.
LAVS DEO, PAX VIVIS, REQVIES ÆTERNA SEPVLTIS.
AVREOLVS PHILIPPVS THEOPHRASTVS.
Epitaphium D. Theophras. Paracelsi, quod Salisburgæ in Nosocomio apud S. Sebastianum, ad templi murum erectum spectatur lapidi insculptum.
Conditur hic Philippus Theophrastus insignis Medicinæ Doctor, qui dira illa Vulnera, Lepram, Podagram, Hidropisim, aliaque insanabilia corporis contagia, mirifica arte sustulit, ac bona sua in pauperes distribuenda collocandaque honorauit. Anno M.D.XXXXI. die XXIIII. Septembris. Vitam cum morte mutauit.

Ein guter Alchimist wie Paracelsus beachtete bei der Zubereitung seiner Essenzen stets auch die kosmischen Rhythmen, um deren Wirkung mit Hilfe der Sternenkräfte zusätzlich zu erhöhen.

Aloe-Extrakte werden in Spritzenkuren angewandt. Wenngleich die Diagnose von einem Heilpraktiker oder naturheilkundlich arbeitenden Arzt zu stellen ist, können sich mutige medizinische Laien im Rahmen dieses Therapiekonzepts (jedoch nie ohne Anweisung des Heilpraktikers oder Arztes!) die Spritzen durchaus selbst geben, da der Extrakt – ähnlich wie das Insulin, das sich Diabetiker selbst spritzen – nur unter die Haut injiziert wird.

Lebenselixiere als Energiespender

Alchimisten wie Paracelsus verfolgten stets das Ziel, bestimmte Substanzen durch die »Kunst« zu verbessern. Sie gaben sich also nicht mit der Verwendung der in der Natur anzutreffenden Heilstoffe zufrieden, sondern strebten danach, das »Geistartige« der Arznei zu verbessern und sie gleichzeitig ungiftig und wesentlich ergiebiger zu machen. Während Hahnemann seine homöopathischen Mittel einfach durch Verschüttelung erzielte, griffen die Alchimisten oft auf aufwändige Verfahren zurück.

Eines davon ist in Form der Spagyrik überliefert, mit deren Hilfe neben Paracelsus auch der wohl berühmteste Seher des Mittelalters, Nostradamus, Lebenselixiere herstellte, in denen Aloe eine wichtige Rolle spielte. Diese werden auch heute noch nach Originalrezept zubereitet (Bezugsquellen siehe Umschlaginnenseiten).

Die Herstellung spagyrischer Heilmittel

Die regenerierende Wirkung spagyrischer Aloe-vera-Essenzen setzt nicht auf der körperlichen, sondern der psychisch-geistigen Ebene an.

Die spagyrische Aufbereitung eines Heilmittels erfolgt stets in drei Stufen:

- Trennung (Separation)
- Reinigung (Purifikation)
- Wiedervereinigung (Kohobation)

Nach Paracelsus haben diese drei Schritte die Aufgabe, »das Falsche vom Gerechten zu scheiden«, um so die Pflanzenkräfte freizulegen und zu verstärken.

Zur Herstellung eines Elixiers werden die gereinigten Pflanzenteile zerkleinert und durch Zugabe von Spezialhefen zur Gärung gebracht. Das entstehende alkoholische Gebräu wird destilliert, die Rückstände werden getrocknet und verascht. Das Destillat wird anschließend mit der Asche gemischt und nach Lösung der Mineralsalze gefiltert. Nach einem mehrwöchigen Reifeprozess wird die gewonnene Essenz potenziert. In manchen neueren Rezepturen wird das Elixier zur Steigerung der Wirksamkeit noch zusätzlich energetisch dynamisiert und mit Pyramidenenergie aufgeladen.

Das Wort »Spagyria« geht auf das griechische spao = trennen und ageiro = verbinden zurück. Auch heute noch werden spagyrische Essenzen nach der alten Meisterformel der Alchimisten hergestellt: »Löse und binde, und du wirst das Meisterstück, den Stein der Weisen haben.«

Die Wirkweise des Lebenselixiers

Durch den komplexen alchimistischen Herstellungsprozess soll die Heilinformation der Pflanzen – z. B. der Aloe in Kombination mit anderen Gewächsen – so transformiert werden, dass sie statt der physischen die psychisch-geistige Ebene anspricht. Die Essenz setzt bestimmte Energiefrequenzen im Körper frei, durch die die Regulationskräfte des Menschen aktiviert werden. Auf diese Weise werden das Nervensystem gestärkt, die Stimmungslage aufgehellt und das seelische Gleichgewicht wiederhergestellt. Das Lebenselixier vertreibt auch Müdigkeit und hilft, Prüfungsstress zu bewältigen.

Die Dosierung

Bei Bedarf kann man 8 Tropfen Essenz einnehmen; gegebenenfalls kann die Dosis auf bis zu 1 Teelöffel Essenz gesteigert werden.
Achtung Spagyrische Essenzen dürfen nicht mit Metall in Berührung kommen! Also entweder direkt auf die Zunge träufeln oder mit einem Plastiklöffel abmessen und in etwas Wasser einnehmen.

Der berühmte Schwedenbitter

Ebenfalls in der Tradition der Lebenselixiere steht der Schwedenbitter, auf den schon unsere Großmütter schworen. In Schweden lebte einmal ein Arzt, der wegen seines hohen Alters von sich reden machte. Nicht nur er selbst, sondern auch eine Reihe weiterer Mitglieder seiner Familie wurde weit über 100 Jahre alt. Nach seinem Geheimnis befragt, verwies er auf einen Kräutertrunk, von dem täglich morgens und abends ein Teelöffel in etwas Wasser oder Tee verdünnt einzunehmen sei. Die berühmte Kräuterkundige Maria Treben überlieferte uns hierzu ein Hausrezept für die eigene Herstellung. Wer keine Zeit (oder Lust) hat, sich in die Küche zu stellen und den Schwedenbitter selbst anzusetzen, kann nach ähnlichen Rezepturen zusammengestellte Getränke auch im Reformhaus kaufen. Achten Sie jedoch unbedingt darauf, dass auch wirklich Aloe enthalten ist!

Der kleine Schwedenbitter ist ein wunderbares Stärkungsmittel und mobilisiert die Abwehrkräfte. Ein besonderer Tipp: Vor ungewohnter körperlicher Betätigung eingenommen, vermindert er das Risiko eines Muskelkaters.

Kleiner Schwedenbitter

Lassen Sie sich in der Apotheke folgende Kräutermischung zusammenstellen:

Zutaten Je 10 g Aloe-Pulver, Angelikawurzel, Manna, Naturkampfer, Rhabarberwurzel, Sennesblätter, Theriak venezian und Zitwerwurzel, je 5 g Eberwurzwurzel und Myrrhe, 0,2 g Safran; außerdem 1,5 l Kornbranntwein

Zubereitung Die Kräutermischung wird in eine Flasche gefüllt und mit dem Kornbranntwein übergossen. Mindestens 14 Tage lang muss der Aufguss in der Sonne stehen und dabei täglich geschüttelt werden. Anschließend wird er abgeseiht und für den täglichen Gebrauch in kleine Flaschen umgefüllt, die möglichst im Kühlschrank aufbewahrt werden sollten. Mit zunehmender Reife entfaltet der Schwedenbitter immer mehr von seiner Heilkraft.

Blütenessenzen

Mit der Renaissance der naturheilkundlichen Heilweisen hat sich in den letzten Jahren neben der Homöopathie ein weiteres System etabliert, das Anfang der 1930er Jahre von Dr. Edward Bach entwickelt wurde – die so genannten Bach-Blüten. Der englische Arzt ging davon aus, dass eine Heilung immer auf der psychisch-emotionalen

Ebene ansetzen müsse; sei diese gesundet, würden die körperlichen Symptome quasi von allein verschwinden. Das Prinzip funktioniert in etwa so: Ein Mensch leidet unter Magenschmerzen, für die auf der psychischen Seite massive Ängste den Hintergrund bilden. Was diesem Menschen also fehlt, ist Mut. In der Bach-Blütentherapie wird nun eben diese fehlende Eigenschaft in einer Pflanze gesucht, beispielsweise in der Gauklerblume (Mimulus), die bisweilen an so steilen Klippen wächst, dass man schon beim bloßen Hinschauen weiche Knie bekommt. Gelingt es nun, die Energiefrequenz des heldenhaften Gewächses auf den Menschen zu übertragen, verliert sich dessen Angst, und sein Magen hört auf zu schmerzen.

Sanfter Ausgleich ist das Behandlungsziel

Dr. Bach wählte in seinen letzten acht Lebensjahren 38 verschiedene Essenzen aus, die aus bestimmten Gefühlszuständen heraushelfen können. Nach ihm kamen andere, die seine Sammlung um unzählige weitere Blütenmittel erweiterten.
Auch die Aloe vera hat sich unter ihnen einen festen Platz erobert. Blütenessenzen sind keine Medikamente im eigentlichen Sinne. Sie übertragen auf energetischem Weg bestimmte Pflanzeneigenschaften auf den Menschen und können damit einen Ausgleich von psychisch-emotionalen Defiziten bewirken. Etwaige psychosomatische Beschwerden auf der körperlichen Ebene werden dabei quasi »nebenbei« mitgeheilt.

Während für alle anderen Aloe-Anwendungen immer nur das Blatt verwendet wird, werden die Blütenmittel, wie der Name verrät, aus der Blüte der Pflanze gewonnen, die sich unter guten Wachstumsbedingungen im August bis September zeigt.

Die Herstellung von Blütenessenzen

Um die energetischen Frequenzen der Blüten zu extrahieren, empfiehlt Dr. Bach zwei Verfahren:

- Die Sonnenmethode, die an heißen Sommertagen oder in wärmeren Klimazonen eingesetzt wird und bei der die Blüten einer Pflanzenart in eine Schale mit reinem Quellwasser gelegt und mehrere Stunden lang der Sonne ausgesetzt werden
- Die Kochmethode, die eher an kälteren Tagen praktiziert wird

und bei der die ausgewählten Blüten eine Zeit lang in reinem Quellwasser gekocht werden

Das so gewonnene Blütenwasser wird mit gleichen Teilen Alkohol konserviert und als so genannte Uressenz abgefüllt. Zwei Tropfen dieser Essenz in zehn Milliliter Alkohol (meist in Form von Weinbrand) gelöst, ergeben die so genannte Stock Bottle. Dies ist das Vorratsfläschchen, das im Handel erhältlich ist. Für den persönlichen Gebrauch wird daraus die Einnahmeflasche hergestellt. Dazu werden je zwei Tropfen der gewählten Essenzen aus der Stock Bottle entnommen und mit 30 Milliliter Quellwasser (oder einem guten Mineralwasser ohne Kohlensäure) bzw. Weinbrand vermischt. Als Dosierung sind dreimal täglich zehn Tropfen aus der Einnahmeflasche üblich, bei Bedarf kann diese Menge stündlich genommen werden.

Trotz der manchmal etwas komplizierten Beschaffung der Bach-Blütenessenzen sollte man auf den Versuch verzichten, sie selbst herzustellen. Neben der unkalkulierbaren Schadstoffbelastung selbst gesammelter Blüten bilden sich beim Ansetzen der Essenz leicht Fäulnisbakterien oder Schimmelpilze.

Fertigprodukte mit Aloe vera

Folgende Blütenessenzen mit Aloe sind im Handel:

- Kalifornische Blüte von der US-amerikanischen Flower Essence Society (FES), die als erste das Verfahren von Dr. Bach aufgegriffen und zahlreiche neue Mittel herausgebracht hat

Einsatzmöglichkeiten: bei Überarbeitung, Müdigkeit, Erschöpfung und dem Gefühl der Leere, der Kraftlosigkeit und des Ausgebranntseins. Besonders geeignet ist die Blüte für all jene, die es mit dem Pflichtbewusstsein allzu ernst nehmen und deshalb immer wieder über die Grenze ihrer Leistungsfähigkeit hinausgehen. Gut kombinierbar ist sie mit der Original-Bach-Blüte »Olive«.

Stichwort: Erneuerung der schöpferischen Lebenskraft

- Blütenessenz von Desert Alchemy (DA) in Arizona

Einsatzmöglichkeiten: bei Zweifeln an der eigenen Chance zur Genesung und mangelnder Zuversicht.

Stichwort: Vertrauen

- Hawaiianische Blüte »Panini-awa'awa« von Aloha Flower Essences

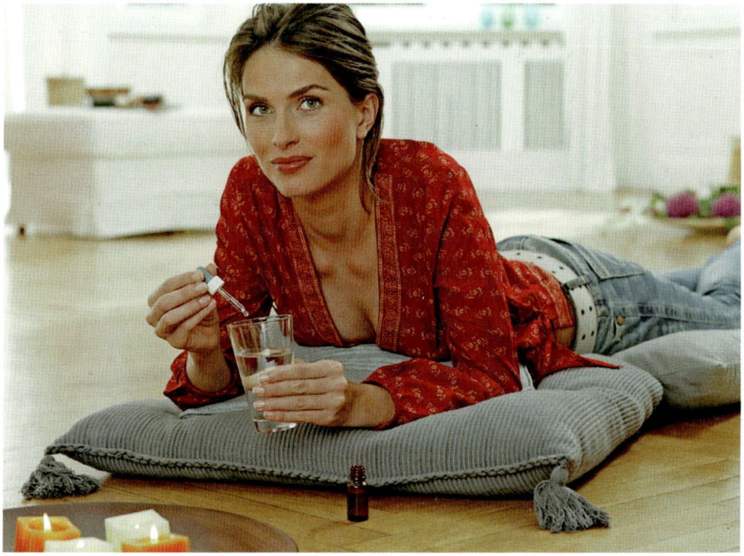

Innerer Ausgleich auf die sanfte Art: Bei Stresszuständen und Burnout helfen Blütenmittel auf Aloe-vera-Basis.

Einsatzmöglichkeiten: zur Erleichterung des Entzugs von psychotropen Drogen und »Reparatur« des menschlichen Energiefelds. Stichwort: Ich gehöre in diese Welt

Nur auf Bestellung erhältlich

Seitdem die Generalimporteurin der englischen Original-Bach-Blüten, Mechthild Scheffer, eine Anerkennung der Mittel nach dem deutschen Arzneimittelrecht beantragt hat – wohl um den Essenzen einen ähnlich offiziellen Status wie den Homöopathika zu geben –, unterliegen diese in Deutschland der Apothekenpflicht. Auch müssen sie jeweils einzeln vom Hersteller geordert werden, da die Vorschriften eine Bevorratung verbieten. Diese Regelung gilt jedoch ausschließlich für Original-Bach-Blüten. Die Essenzen aller anderen Hersteller sind frei im Handel erhältlich, doch nicht immer leicht zu finden. Am einfachsten ist die Beschaffung über den Spezialversandhandel (siehe Bezugsquellen in den Umschlaginnenseiten).

Während Bach-Blüten in anderen Ländern als Nahrungsergänzungsmittel frei verkäuflich sind, ist ihre rechtliche Stellung bis zur Entscheidung über die Zulassung als Arzneimittel hierzulande umstritten.

Mit Aloe die Nahrung aufwerten

Einer der wichtigsten Gründe für eine Nahrungsergänzung mit Aloe vera ist vor allem deren abwehrstärkende Wirkung. Eng daran gekoppelt ist die Fähigkeit der Sukkulente, Genesungsprozesse in Gang zu setzen und zu beschleunigen. Man braucht nicht krank zu sein, um von einer Nahrungsergänzung mit Aloe vera zu profitieren. Ganz im Gegenteil! Die Sukkulente enthält nämlich eine Reihe von Substanzen, die selbst in einer sorgfältig zusammengestellten Kost entweder gar nicht oder nur in sehr geringen Mengen vorkommen.

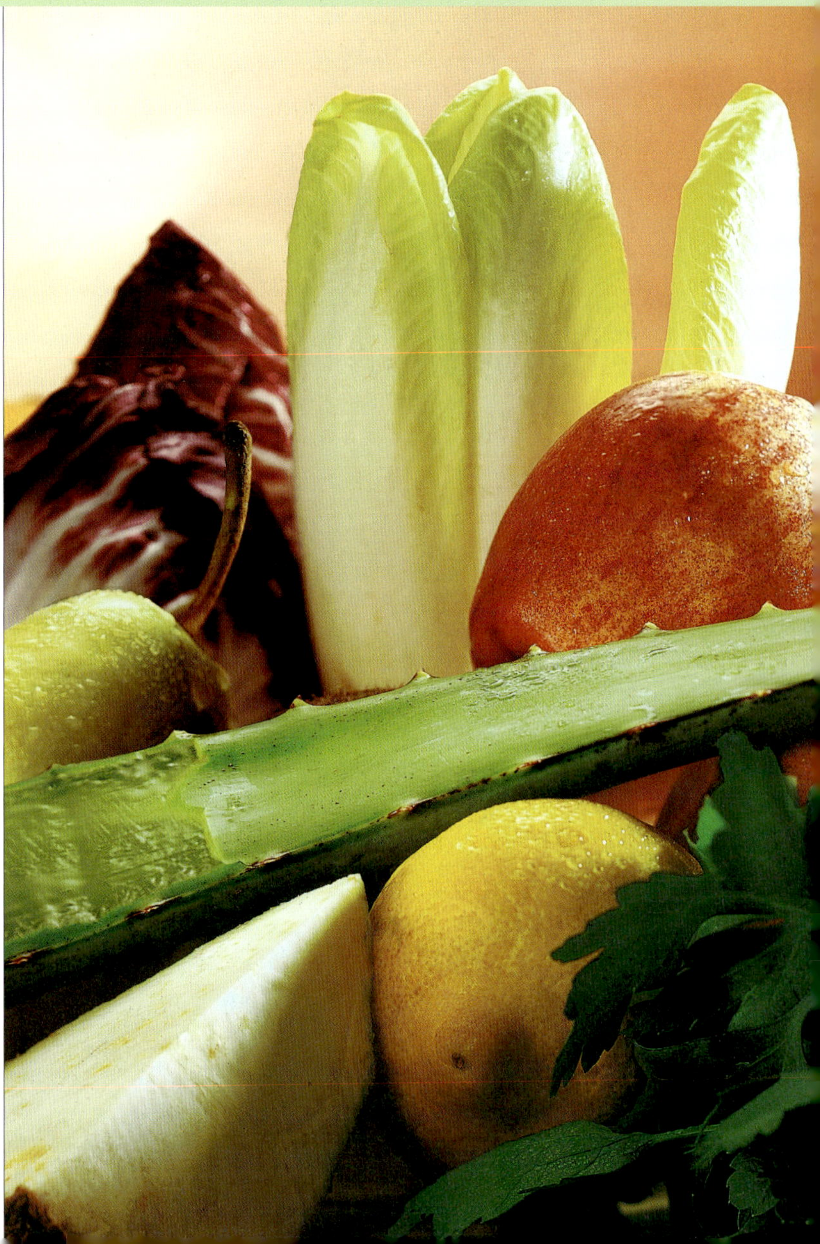

Den Organismus vitalisieren

Anders als noch vor einer Generation, als es in puncto Ernährung vor allem darum ging, satt zu werden, brauchen wir uns in unserer modernen Wohlstandsgesellschaft über einen Mangel an Nahrungsmitteln nicht zu beklagen. Ganz im Gegenteil! Das Warenangebot von Supermärkten, Lebensmittelläden und Wochenmarktständen ist üppiger denn je. Das Problem unserer Tage ist ein vollkommen anderes.

Bei uns muss alles schnell gehen. So stehen statt des Getreidebreis von einst oft Fertiggerichte, Kantinenessen, Fastfood und Pausensnacks auf dem Speisezettel, und viele von uns füllen sich den Magen mit einem Übermaß an »leeren« Kalorien. Und selbst bei ausgewogener, weitgehend natürlicher Kost fehlen unseren Nahrungsmitteln manchmal die Vitalstoffe, die wir brauchen, um den deutlich erhöhten Anforderungen unseres hektischen Alltags gewachsen zu sein.

Kein Wunder, dass viele von uns so anfällig für Infekte sind, die Verdauung streikt und unsere Haut fahl aussieht. 85 % aller Krankheiten – auch so gravierender wie Krebs und Diabetes mellitus –, so berichtet die Weltgesundheitsorganisation WHO, sind auf falsche Ernährung zurückzuführen. Eine vitalstoffreiche Nahrungsergänzung erscheint da gerade in unserer heutigen Zeit dringend geboten.

Erst in Kombination mit einer ausgewogenen Ernährung und angemessenen Lebensweise kommen die Wirkungen einer Nahrungsergänzung mit Trinksäften, Mixgetränken oder dem Frischblattgel der Aloe vera voll zum Tragen.

Das Extra fürs Wohlbefinden

In den USA haben Nahrungsergänzungsmittel aller Art Hochkonjunktur, so auch Aloe-vera-Drinks von mehr oder minder guter Qualität. Bunte Etiketten und eindringliche Worte lassen gelegentlich den Eindruck entstehen, wir hätten es hier mit Wundermitteln zu tun, die uns ohne viel Aufwand und persönliches Engagement von allerlei Krankheiten befreien. Man brauche bloß ein paar Löffelchen davon zu nehmen, und schon sei alles gut. Doch ganz so einfach ist es natürlich nicht. Eine Nahrungsergänzung ist, wie das Wort schon sagt, eine Extraportion Gesundheit, die unseren Speiseplan komplettieren und unsere Kost aufwerten soll.

Damit sie ihre wohltuende Wirkung entfalten kann, müssen erst die Grundvoraussetzungen für unser körperliches Wohlbefinden geschaffen werden. Und diese sind in erster Linie eine ausgewogene Ernährung und eine gesunde Lebensweise, bei der auch der Genuss und die Freude nicht zu kurz kommen. Schließlich soll es uns auch seelisch gut gehen.

Aloe-vera-Präparate zur Nahrungsergänzung sind keine Heilmittel im Sinne des Arzneimittelgesetzes. Sie zielen darauf ab, Ernährungsdefizite auszugleichen und den Körper von innen heraus zu stärken, damit Krankheiten wenig Chancen haben. Man nimmt sie am besten schon dann, wenn sich noch keine Symptome zeigen.

Aloe vera als Gesundheitsdrink

Im Gegensatz zu den bisher beschriebenen naturheilkundlichen Anwendungen hat der Einsatz der Aloe vera als Nahrungsergänzung keine jahrhundertealte Tradition, sondern ist ein relatives Novum. Erst in den 1970er und 1980er Jahren wurde die Sukkulente als Lebensmittel entdeckt, und Mitte der 1980er Jahre gab es erste größere Studien zur positiven Wirkung des Trinksafts auf die Gesundheit. Besonders das US-amerikanische Linus Pauling Institute leistete hier einen wichtigen Forschungsbeitrag und berichtete neben einer Verbesserung des Eiweißstoffwechsels und einer Normalisierung der Verdauung vor allem von einem positiven Einfluss auf Hefepilzinfektionen, Magenübersäuerung und eine angegriffene Darmflora. Gleichzeitig wurde die Unbedenklichkeit einer solchen Nahrungsergänzung bescheinigt.

Reich an abwehrstärkenden Wirkstoffen

Jeder kann von einer Nahrungsergänzung mit Aloe vera profitieren: Die Sukkulente enthält eine Reihe von Substanzen, die selbst in einer sorgfältig zusammengestellten Kost entweder gar nicht oder nur in sehr geringen Mengen vorkommen. So sind von den 22 Aminosäuren, die der menschliche Organismus braucht, immerhin

18 darin nachzuweisen, darunter sieben der acht essenziellen, die dem Körper von außen zugeführt werden müssen, da er sie nicht selbst bilden kann.
Insgesamt enthält das stachelige Wüstengewächs über 160 verschiedene bioaktive Substanzen: Vitamin A, B, C und E, essenzielle Aminosäuren, viele Mineralien und Spurenelemente, wertvolle Polysaccharide – so auch das abwehrstärkende Acemannan – und Enzyme, die im Stoffwechselgeschehen als Katalysatoren fungieren und ohne die im Organismus im wahrsten Sinne des Wortes nichts laufen würde. Näheres zu den Inhaltsstoffen siehe Seite 19ff.

Fertigpräparate zur Nahrungsergänzung

Aloe-vera-Nahrungsergänzungsmittel sind von dem abführenden Aloin befreit. Sie werden teils frisch abgefüllt, teils aus Konzentraten oder gefriergetrocknetem Pulver rückverdünnt. Im Wesentlichen sind drei Formen auf dem Markt:

- Trinksäfte aus purem, mit biologischen oder synthetischen Konservierungsmitteln stabilisiertem und/oder pasteurisiertem Gel oder Ganzblattextrakt (der Aloe-vera-Anteil sollte nah an 100 % liegen).
- Trinkzubereitungen – verkauft unter Bezeichnungen wie »Getränk«, »Drink«, »Nektar« usw. – mit mehr oder weniger viel Gel oder Ganzblattextrakt (gute Präparate kommen mit wenigen Zusätzen aus und haben einen Aloe-vera-Anteil von über 80 %, in anderen sind nicht einmal 10 % enthalten).
- Kapseln mit konzentriertem, getrocknetem Aloe-vera-Pulver (200 : 1); im Optimalfall gefrier- und nicht sprühgetrocknet (bei letzterem Verfahren werden viele empfindliche Wirkstoffe zerstört) und mit einer Umhüllung aus pflanzlicher Gelatine (Zellulose) ohne künstliche Zusätze versehen.

Ein Hinweis für Allergiker

Aloe-vera-haltige Getränke müssen zur Haltbarmachung entweder pasteurisiert oder konserviert werden. Als Konservierungsmittel

Tipp

Am besten ist frischer Saft, d. h. solcher, der nicht aus eingedickter oder getrockneter Ware rückverdünnt wurde. Der Unterschied ist etwa wie der zwischen frischem Orangensaft und solchem aus Konzentrat.

kommen in der Regel Natriumbenzoat und Kaliumsorbat zum Einsatz. Allergieprobleme gibt es hier nur selten. Wenn Sie dennoch allergisch reagieren, bieten sich die folgenden Ausweichmöglichkeiten an:

- Säfte, die mit anderen Substanzen stabilisiert sind, die bei Ihnen keine Unverträglichkeitsreaktionen auslösen. Möglicherweise vertragen Sie ja Zitronensäure oder auch Grapefruitkernextrakt, die ebenfalls als Konservierungsstoffe für Aloe-vera-Produkte verwendet werden.
- Pasteurisierte Säfte, die völlig frei von fremden Zusatzstoffen sind. Dies ist bei der meisten Ware mit dem Ökosiegel der Fall (Zutatenliste lesen!). Achten Sie in diesem Fall auf die begrenzte Haltbarkeit nach dem Öffnen der Verpackung.
- Säfte von anderen Herstellern, denn manche Produkte enthalten mehr reizende Substanzen als andere, obwohl das Lebensmittelrecht strikte Grenzwerte für Anthraquinone vorgibt, deren Einhaltung mit entsprechenden Laboranalysen zu belegen ist.
- Aloe-vera-Kapseln. Diese enthalten sprüh- oder gefriergetrocknetes Aloe-vera-Extrakt und brauchen darum nicht konserviert zu werden (zur Qualität der beiden Trocknungsmethoden siehe Seite 52f.).
- Das frische Pflanzenblatt: Die Verarbeitung ist zwar etwas aufwändiger, aber dafür können Sie absolut sicher vor Fremdsubstanzen und damit vor allergischen Reaktionen sein – es sei denn, sie würden zu den wenigen Menschen gehören, die das Aloe-vera-Gel selbst nicht vertragen. In diesem Fall bliebe nur, auf eine andere Form der Nahrungsergänzung auszuweichen.

Gerade für Allergiker ist es ratsam, die Deklaration der Inhaltsstoffe genau zu lesen. Die Zutatenliste ist gesetzlich vorgeschrieben und darf auf dem Etikett nicht fehlen. Kaufen Sie möglichst nur Ware aus ökologischem Anbau. Die Blätter der Aloe vera sind ausgezeichnete Speichermedien – nicht nur für Wasser und Vitalstoffe, sondern leider auch für Düngemittelrückstände und Pestizide. Die Pflanzen sollten also tunlichst nichts davon abbekommen haben.

Das Problem der Haltbarmachung

Ist das Aloe-vera-Blatt im Verarbeitungsprozess erst einmal zerschnitten worden, kommt es sehr schnell zu einer Milchsäuregärung durch den Laktobazillus, ähnlich wie bei der Herstellung von Joghurt. Will der Hersteller keinen »Aloe-vera-Joghurt« produzieren, kommt er also nicht umhin, sein Gel bzw. den aus dem ganzen Blatt gewonnenen Extrakt zu stabilisieren. Auch der Ausbreitung anderer Bakterien muss er entgegenwirken, damit sein Produkt nicht binnen kurzer Zeit »umkippt«. Um dies zu erreichen, stehen zwei unterschiedliche Verfahren zur Verfügung: Die Pasteurisierung oder die Verwendung von Konservierungsstoffen. Beide Verfahren stellen zwangsläufig einen Eingriff in die Natürlichkeit des Produkts dar, sodass eines mit Sicherheit fest steht – an die Qualität eines frisch zubereiteten Aloe-vera-Blatts reicht kein noch so gut verarbeitetes Produkt heran. Doch nicht jeder kann oder möchte den Aufwand treiben, mit Aloe-vera-Blättern zu hantieren, und ambitionierte Hersteller setzen alles daran, so schonend wie möglich zu stabilisieren. Um eine Entscheidungshilfe für den Kauf zu geben, hier eine kurze Gegenüberstellung der beiden Verfahren:

- Bei der Pasteurisierung (ein Verfahren, wie wir es aus der Milchverarbeitung kennen) wird der Aloe-vera-Saft kurzzeitig erhitzt, um Keime abzutöten.

Vorteil: Das Verfahren ist absolut rückstandfrei und wird darum von Herstellern bevorzugt, die ihren Kunden Aloe vera mit dem Vermerk »frei von Konservierungsstoffen« anbieten möchten. Wer Säfte mit Biosiegel verkaufen will, für den ist die Beimengung der allermeisten künstlichen Zusatzstoffe ohnehin tabu (Ausnahme z. B. Zitronensäure), sodass für ihn generell nur die Pasteurisierung infrage kommt.

Nachteile: Ungeachtet der extrem kurzen Erhitzungsdauer werden besonders sensible Inhaltsstoffe wie die Enzyme in ihrer biologischen Aktivität beeinträchtigt. Außerdem ist pasteurisierter Saft ohne Zusatz von Konservierungsmitteln nach dem Anbruch im Kühlschrank maximal zwei Wochen lang haltbar. Bei kleineren Einnahmemengen, oder wenn man den Saft nicht täglich nimmt, kann das zum Problem werden.

- Alternativ hierzu entscheiden sich andere Hersteller für die Haltbarmachung mit Konservierungsstoffen.

Ob pasteurisiert oder konserviert – achten Sie in jedem Fall darauf, dass die für die Herstellung verwendeten Frischblätter aus ökologischem Anbau stammen.

Vorteil: Der Saft braucht nicht erhitzt zu werden, sodass Enzyme, Vitamine und andere sensible Inhaltsstoffe intakt bleiben und nicht in den Synergieeffekt eingegriffen wird.
Nachteile: Durch die Konservierungsstoffe wird der pH-Wert des Saftes gesenkt. Auch könnten empfindliche Menschen allergisch auf die beigemischten Substanzen (wie beispielsweise Benzoesäure) reagieren. Um den Anteil der verwendeten Stabilisatoren so gering wie irgend möglich zu halten, versetzen manche Hersteller ihre Produkte außerdem mit natürlichen Zusätzen wie Grapefruitkernextrakt und Vitamin C, die ebenfalls eine gewisse haltbarmachende Wirkung haben.

Gut zu wissen für alle, die am Lichtwert von Nahrungsmitteln interessiert sind: Neuerdings hat ein Hersteller ein an der Sonne getrocknetes Aloe-vera-Pulver auf den Markt gebracht (Bezugsquelle siehe Umschlaginnenseiten).

Ganzblatt oder Gel – Vor- und Nachteile

Selbst Experten sind sich nicht einig darin, was nun mehr zu empfehlen sei – der Trinksaft aus dem ganzen Blatt oder nur aus dem Gel. Fest steht, dass sich viele Polysaccharide und weitere bioaktive Substanzen in der Schicht direkt unter der äußeren Rinde anreichern. Bei der Gewinnung des Safts aus dem ganzen Blatt werden sie mit extrahiert und sind hier folglich in größerer Konzentration enthalten. Andererseits muss der Ganzblattextrakt eine Aktivkohlefiltration durchlaufen, bei der unter Umständen ein nennenswerter Anteil der Nährstoffe wieder entzogen wird. Letztendlich entscheidet der Erfolg, den man mit der Nahrungsergänzung erzielt. Erfahrungsgemäß sind die Wirkungen von qualitativ hochwertigen Trinksäften beiderlei Art in etwa vergleichbar. Es kommt wohl eher auf den Wirkstoffgehalt eines Saftes als auf die Zahl der verarbeiteten Blattschichten an.

Aus Pulver rückverdünnt – immer die zweite Wahl

Im Gegensatz zu den so genannten Direktsäften werden preiswerte Aloe-vera-Trinksäfte vielfach durch Rückverdünnung aus getrocknetem Konzentrat hergestellt. Die Bezeichnung »frisch« verdienen sie dann zwar nicht mehr, doch während die Aloe vera bei der

Sprühtrocknung auf einem Trägermaterial (z. B. Maltodextrin) unter großer Hitzeeinwirkung eingedampft wird, handelt es sich bei der Gefriertrocknung um ein relativ schonendes Verfahren. Außerdem werden die Aloe-Blätter erntefrisch getrocknet, zu einem Zeitpunkt also, zu dem sie einen maximalen Vitalstoffgehalt aufweisen. Im »Trockenschlaf« lässt sich der Extrakt hervorragend lagern. Die Zeit geht einigermaßen spurlos an ihm vorbei. Flüssige Aloe-vera-Extrakte hingegen zersetzen sich unaufhaltsam. Die beigefügten Konservierungsmittel unterbinden zwar den bakteriellen Verderb, aber dennoch setzt sich ein enzymatischer Umwandlungsprozess in Gang, bei dem bestimmte Azetatgruppen zu Essig werden. Rückverdünntes gefriergetrocknetes Pulver ist zwar immer die zweite Wahl, aber immer noch besser als Saft aus Flüssigkonzentrat oder zu lange gelagerter Frischsaft.

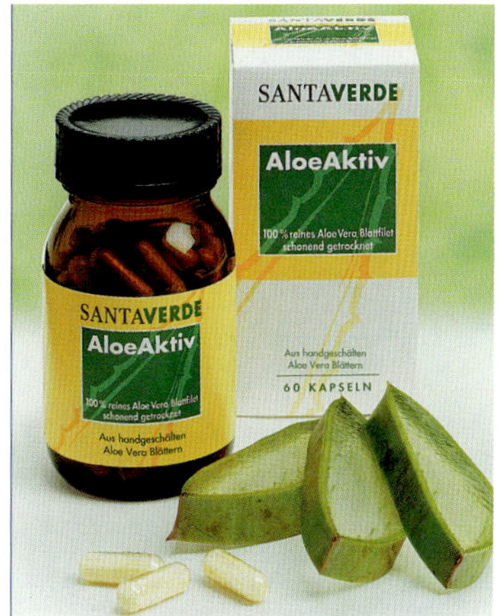

Aloe-Saft vitalisiert den gesamten Organismus.

Kapseln als praktische Alternative

Sprüh- oder gefriergetrocknetes Gel wird auch zur Herstellung von Aloe-vera-Kapseln verwendet, die bei einer wachsenden Zahl von Anbietern erhältlich sind. Wenngleich diese natürlich nicht an eine Nahrungsergänzung mit dem frischen Blatt oder qualitativ hochwertigen Säften heranreichen, bieten sie doch einige Vorteile:

- Sie enthalten meist so genanntes Aloe-vera-Konzentrat 200 : 1, d. h. man müsste einem Teil Pulver 200 Teile Wasser zusetzen, um die ursprüngliche Konzentration des natürlichen Blattgels wieder herzustellen. Geht man von einem üblichen Kapselinhalt von 200 Milligramm Aloe aus, entspräche das über 3 1/2 Litern Saft.
- Sie eignen sich als Nahrungsergänzung für alle, die den bitter-herben Geschmack der Säfte bzw. des frischen Blatts nicht mögen.
- Sie sind ausgesprochen praktisch für alle, die auf Reisen oder am Arbeitsplatz nicht auf Aloe vera verzichten möchten.

Hinweis: Die Kapseln sollten aus rein pflanzlichem (veganem) Material wie Zellulose bestehen und keine künstlichen Zusätze enthalten.

Eine in Indien durchgeführte Studie an 5000 Herzinfarktpatienten zeigte, dass eine diätetische Ergänzung mit frischem Aloe-vera-Blattmark den Anteil an schädlichem LDL-Cholesterin im Blut senkt, den Blutdruck stabilisiert und das erwünschte HDL-Cholesterin ansteigen lässt.

Aloe vera zur Stärkung des Immunsystems

Besonders einer der Inhaltsstoffe der Aloe vera hat in den letzten Jahren von sich reden gemacht: eine spezielle Mehrfachzuckerverbindung – das so genannte Polyuronid, auch unter der Bezeichnung Acemannan bekannt. Es ist ein wichtiges Immunstimulans, das die Aktivität der Fresszellen (der so genannten Makrophagen), Monozyten, Antikörper und T-Killerzellen in unserem Körper unterstützt, sodass krank machende Bakterien, Viren und Parasiten schnell unschädlich gemacht werden können. Gleichzeitig stärkt es die Abwehrzellen von innen heraus, um diese widerstandsfähig gegen aggressive Viren zu machen. Neben seiner das Immunsystem stimulierenden Wirkung ist Polyuronid ein wichtiger Baustein für Haut, Gefäße, Sehnen, Gelenke, Knorpel, Bänder und Knochen. Es sorgt für eine ausreichende Produktion von Gelenkschmiere (wichtig für Arthritispatienten) und unterstützt die Absorption von Wasser und Nährstoffen im Verdauungstrakt.

Damit sich die beschriebenen Wirkungen einstellen können, bedarf es einer regelmäßigen Nahrungsergänzung über mehrere Monate hinweg. Ein Löffelchen, von Zeit zu Zeit genommen, reicht dazu nicht aus.

Nur in wenigen Nahrungsmitteln vorhanden

Ähnliche Mehrfachzuckerverbindungen wie im Gel der Aloe finden wir in Ginsengwurzeln, dem chinesischen Astralaguskraut und den japanischen Shiitakepilzen. Entdeckt wurde die Substanz in den 1950er Jahren von den beiden Forschern Dr. Farkas und Dr. Mayer, die ihr den Namen »Polyuronid« gaben, wohl weil ihnen die korrekte chemische Bezeichnung – langkettige beta-(1,4)-acetylierte Polymannose – allzu zungenbrecherisch erschien. Erstmals isoliert wurde sie 1984 von dem US-amerikanischen Pharmakonzern Carrington Laboratories, die sie in »Acemannan« umtauften – eine Begriffsbildung aus den Silben »Ace« (für acetyliert) und »mannan« (Mannose). In Studien wurde die abwehrstimulierende Wirkung der reinen Substanz nachgewiesen und von beachtlichen Erfolgen bei der Behandlung von Leukämie und Fibrosarkomen bei Katzen berichtet. In Laborversuchen zeichneten sich sogar gewisse Fortschritte bei der Bekämpfung des HI-Virus ab.

Nicht als Wunderwaffe einsetzbar

Nun ist die Aloe vera damit noch lange nicht die heiß ersehnte Wunderwaffe gegen Krebs und AIDS. Erstens befinden sich die Forschungen noch im Versuchsstadium, und zweitens wurden die Erfolge mit reinem, isoliertem Acemannan erzielt. Die Dosierung war so hoch, dass man über einen Liter Aloe-vera-Saft pro Tag

So hilft Aloe als Nahrungsergänzung

- Sie stärkt die körpereigenen Abwehrkräfte und beugt somit Infektionen vor.
- Sie unterstützt die Fresszellentätigkeit, sodass Krankheitskeime schneller unschädlich gemacht und aus dem Körper ausgeschieden werden können.
- Sie wirkt stoffwechselanregend und bringt den ganzen Organismus in Schwung.
- Dank des reizlindernden und entzündungshemmenden Effekts werden überschießende Reaktionen des Organismus vermieden; dies ist ausgesprochen wichtig in Bezug auf Allergien.
- Sie trägt zur Regeneration der Darmflora bei und hilft so, Mykosen und eine Vielzahl von schädlichen Bakterien zurückzudrängen.
- Sie wirkt beruhigend auf den Magen, sodass dieser nicht mehr so schnell gereizt reagiert.
- Dank reinigender und entschlackender Eigenschaften wird der Körper von Umweltgiften und Schlacken befreit.
- Sie regt die Zellteilung an und führt damit zu einer Revitalisierung und Tonisierung des Körpers; ein Gesundungs- und Verjüngungsprozess kommt in Gang.

Gute Aloe-vera-Präparate zur Nahrungsergänzung haben ihren Preis. Ein Liter purer, stabilisierter Trinksaft kostet je nach Hersteller und Verfahren zwischen etwa 25 und 30 Euro. Bei der empfohlenen Einnahmemenge von ein- bis zweimal täglich 20 Milliliter reicht so eine Flasche für etwa ein bis eineinhalb Monate.

trinken müsste, um sich vergleichbare Mengen zuzuführen. Wir haben es hier eben nicht mit einem Medikament, sondern mit einer Nahrungsergänzung zu tun. Dennoch ist die abwehrstärkende Wirkung von Aloe-vera-Trinksäften unbestritten. Sie können das geschwächte Immunsystem auf Trab bringen und dem Organismus Hilfe zur Selbsthilfe geben. Von daher sind sie neben einer umfassenden Therapie als Begleitmaßnahme auch für Krebs- und AIDS-Patienten sehr zu empfehlen.

t Tipp

Vorsicht bei Billigangeboten! Achten Sie beim Kauf von Aloe-Produkten auf Qualitätssiegel, die mehr aussagen als hochtrabende Werbesprüche auf der Verpackung.

Qualität hat ihren Preis

In den letzten Jahren haben Aloe-vera-Präparate zur Nahrungsergänzung auch auf dem deutschen Markt mehr und mehr an Boden gewonnen, und es gibt eine Vielzahl von Anbietern, die mit bunten Broschüren für ihre Ware werben. Doch bekanntlich ist Papier geduldig. Nur allzu oft wird allzu viel versprochen, was selbst eine so versierte Heilerin wie die Aloe vera nicht leisten kann. Und da ist noch ein Problem: Die aus dem Wüstengewächs hergestellten Nahrungsergänzungsmittel sind relativ teuer. Mischt ein Hersteller billige Füller wie Maltodextrin unter seine Produkte, beeinträchtigt das zwar die Wirksamkeit, doch er kann schnelle Profite erzielen. Für den Laien ist kaum nachprüfbar, was sich in so einem Drink wirklich verbirgt.

Prüfen vor dem Kauf

Rückschlüsse auf die Qualität können Sie auf folgende Weise ziehen:

- Kosten Sie bei nächster Gelegenheit ein Stück frisches Aloe-vera-Gel, um Ihren Gaumen zu schulen. Wer den Aloe-Geschmack kennt, weiß, ob der fertig gekaufte Trinksaft noch etwas mit Aloe zu tun hat.
- Lesen Sie die Deklaration der Inhaltsstoffe auf der Flasche, und achten Sie auf einen möglichst hohen Anteil von Aloe-vera-Saft oder -Gel. Wenn Mengenangaben fehlen: Was an erster Stelle der

Liste steht, ist der Hauptbestandteil. Das sollte »Aloe barbadensis« sein. Steht hier stattdessen »Aqua«, zahlen Sie sehr viel Geld für Wasser.

- Greifen Sie zu Direktsäften und nicht zu rückverdünnter Ware.
- Purer Aloe-vera-Trinksaft ist leicht gelblich und hat einen bitteren, strengen Geschmack. Es gibt aber auch fast glasklare Sorten; die Farbe ist also kein eindeutiges Erkennungsmerkmal. Eher schon der typische Geruch: Guter Saft riecht herb, aber er stinkt nicht!
- Wenn der Saft nach Essig riecht und schmeckt, dann sollten Sie ihn nicht mehr trinken, denn dann ist er verdorben. Hilfsstoffe wie Natriumbenzoat und Kaliumsorbat, mit denen Aloe-vera-Fertiggetränke konserviert werden, können zwar die bakterielle Zersetzung aufhalten, nicht aber die enzymatische. Die bewirkt, dass das wertvolle Acemannan Azetatgruppen abspaltet, die sich in Essigsäure umwandeln.

Qualitätssiegel als Entscheidungshilfe

Um sich in der Flut der Angebote zurechtzufinden, bieten sich diverse Qualitätssiegel als Orientierungshilfe an. Für die Hersteller sind die zur Erlangung dieser Siegel erforderlichen Zertifizierungsverfahren zwar mit Aufwand und Kosten verbunden, die sich im Preis des Endprodukts niederschlagen. Letztlich lohnt es sich aber, etwas mehr Geld für geprüfte Qualität auszugeben, da es für den Verbraucher kaum eine andere Möglichkeit gibt, die Spreu vom Weizen zu trennen.

Das IASC-Siegel

Um schwarzen Schafen in den eigenen Reihen das Handwerk zu legen, wurde 1981 in den USA zunächst unter dem Namen »National Aloe Science Council«, später »International Aloe Science Council«, kurz IASC, ein Zusammenschluss von Aloe-vera-Farmern und Verarbeitern, Herstellern von Fertigprodukten, Marketingfirmen, Ärzten, Wissenschaftlern und Forschern gegründet.

Als Sukkulente ist die Aloe vera für die Aufnahme von Wasser geradezu prädestiniert. Werden beim Anbau treibende Dünger eingesetzt, nimmt die Pflanze zwar sehr schnell viel Wasser auf, hat aber keine Zeit, sich mit Wirkstoffen anzureichern. Also besser zu natürlicher Bioware greifen.

Wer sich zum ersten Mal zu einer Nahrungsergänzung mit Aloe vera entschließt, sollte vorsichtig dosieren, um allzu starke Reaktionen zu vermeiden. Beginnen Sie also mit kleinen Mengen, um sich nach und nach an die für Sie persönlich richtige Dosis heranzutasten.

Er hat es sich zur Aufgabe gemacht, die Herstellung von Aloe-vera-Produkten zu überwachen und nachprüfbare Qualitätsstandards für hochwertige Rohstoffe und Fertigerzeugnisse zu entwickeln. Die Mitglieder des Council unterwerfen sich außerdem einem Ehrenkodex, der für saubere Geschäftspraktiken sorgt.
Vor der Vergabe des IASC-Siegels werden die Identität, Reinheit und Frische des Aloe-vera-Safts ebenso geprüft sowie sein Gehalt an Polysacchariden. Auch die ordnungsgemäße Deklaration der Inhaltsstoffe auf der Verpackung ist Voraussetzung für die Zertifizierung. Weitere Informationen im Internet unter www.iasc.org.

Die Garantie des Aloverose-Anteils

Da Aloe-vera-Trinksaft ein relatives Novum in Deutschland ist, gibt es hierzulande keine einschlägigen Analyseverfahren, die wie die des IASC seit Jahrzehnten bewährt sind. Um diese Lücke zu füllen, hat sich Dr. Diehl vom Kölner Labor Spectral Service die Aufgabe gesetzt, eine Art deutsche Norm zu entwickeln, die auf einer

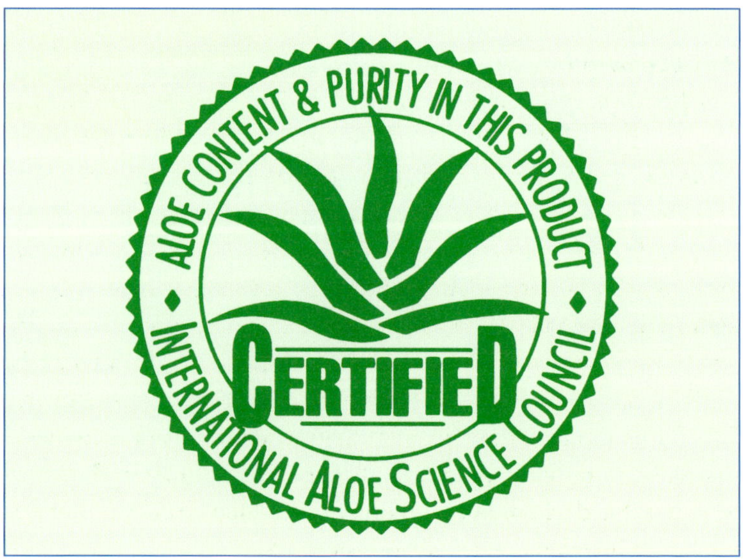

Das Siegel des IASC bietet Sicherheit für den Käufer: Es bürgt für überprüften Aloe-Gehalt und seine Reinheit in den damit ausgezeichneten Produkten.

Spektralanalyse der Inhaltsstoffe basiert. Er bezeichnet Acemannan als Aloverose: Alo (= Aloe) ver (= vera) ose (= Mannose). Nach der Untersuchung in seinem Labor geben die Hersteller eine »ALOVEROSE-GARANTIE«. Die entsprechenden Analyseberichte werden interessierten Kunden auf Wunsch zugeschickt. Weitere Informationen im Internet unter www.spectralservice.de.

Das Fresenius-Siegel

Eine produktübergreifende – also nicht auf Aloe vera spezialisierte – Qualitätsüberwachung bietet das unabhängige Institut Fresenius in Taunusstein. Hierbei werden regelmäßig die Produktionsbedingungen im Herstellungsbetrieb sowie die Einhaltung von allgemeinen, gesetzlich vorgeschriebenen Qualitätsstandards (z. B. mikrobiologische Unbedenklichkeit und korrekte Deklaration der Inhaltsstoffe) kontrolliert. Aloe-vera-spezifische Untersuchungen wie die Analyse des Gehalts an immunstimulierenden Mehrfachzuckern werden nicht durchgeführt. Weitere Informationen im Internet unter www.institut-fresenius.de.

Das Biosiegel

Das Biosiegel ist das bundeseinheitliche Dachzeichen für Erzeugnisse aus dem ökologischen Landbau und basiert auf der EU-Ökoverordnung. Bei so gekennzeichneten Säften können Sie sicher sein, dass die verwendeten Aloe-vera-Pflanzen entsprechend der EWG-Verordnung Nr. 2092/91 zum ökologischen Landbau produziert und kontrolliert sind und dass alle Zutaten zu mindestens 95 % aus dem ökologischen Landbau stammen. Chemische Konservierungsmittel dürfen nicht enthalten sein. Eine Ausnahme bildet hier z. B. die Zitronensäure, auch wenn diese oft künstlich hergestellt wird. Um sicherzustellen, dass sich niemand zu Unrecht mit dem Siegel schmückt, vergibt die Kontrollstelle eine so genannte Biokontrollnummer. Sie darf auf der Packung nicht fehlen. Weitere Informationen im Internet unter www.bio-siegel.de.

In den letzten Jahren haben Aloe-vera-Säfte zur Nahrungsergänzung eine echte Hochkonjunktur erlebt, und unzählige Hersteller drängen mit ihren Produkten auf den Markt. Qualitätssiegel helfen, die Spreu vom Weizen zu trennen.

Die ausländischen Siegel

Da die Pflanzen für den in Deutschland angebotenen Aloe-vera-Saft nicht im Inland kultiviert werden, befinden sich auf manchen Packungen auch ausländische Siegel bzw. Hinweise auf Zertifizierungsverfahren. Hier einige Beispiele:

- FVO – US-amerikanisches Biosiegel »Farm Verified Organic« (www.ics-intl.com). Kooperiert mit dem schweizerischen Bioverband Bio Suisse und hat dessen hohe Prüfstandards übernommen.
- CAAE – Siegel der andalusischen Anbaukontrolle für biologischen Landbau (www.caae.es). Entspricht der EU-Ökoverordnung und ist daher mit dem deutschen Biosiegel vergleichbar.
- TGA – Zertifizierung nach den Regeln der »Good Manufacturing Practice« der australischen Gesundheitsbehörde TGA (www.tga.gov.au). Garantiert die Einhaltung hoher Standards beim Anbau, der Selektion und der Verarbeitung von Heilpflanzen wie der Aloe vera.

Neben dem deutschen Biosiegel verweisen diverse ausländische Kontrollzeichen auf chemiefreien Anbau. Welche Anforderungen dabei jeweils zu erfüllen sind, erfahren Sie auf den entsprechenden Internetseiten.

Pur ist besser

Neben dem reinen Aloe-vera-Trinksaft aus dem Gel oder dem ganzen Blatt gibt es eine ganze Reihe von Zubereitungen und Kombinationen: Aloe vera mit Apfel, mit Grapefruit, mit Heidelbeere, mit Bienenhonig usw. Solche Mischungen werden oftmals fast zum gleichen Literpreis verkauft wie der pure Saft. Sind die Anteile dieser Beimischungen minimal, mag das gerechtfertigt sein, doch manchmal machen sie den Löwenanteil des Getränks aus. Wer selbst mischt, kommt also in der Regel preiswerter weg. Doch nicht nur deshalb empfiehlt sich der Griff zur reinen Ware. Nur bei selbst gemixten Getränken weiß man, wie viel Aloe vera wirklich drin ist; bei Fertigtrinkzubereitungen ist das oft schwer nachvollziehbar.

Manche Hersteller greifen auch zu anderen Mitteln, um ihren Saft besonders »natürlich« wirken zu lassen: Sie versetzen ihn mit einem Gelbildner (meist Xanthan Gum), um dem Produkt mehr Konsistenz zu verleihen und der Bezeichnung »Trinkgel« so zusätzliche Plausibilität zu schenken. Aloe-vera-Blätter bestehen aber nun einmal zu 95% aus Flüssigkeit, in der gelöst die Wirkstoffe enthalten sind; der daraus gewonnene Saft ist darum ebenfalls flüssig. Xanthan Gum ist zwar unbedenklich, bringt aber keinen gesundheitlichen Nutzen und ist darum absolut verzichtbar. Auch hier gilt: Pur ist besser!

In der Anfangszeit kann eine Nahrungsergänzung mit Aloe vera gelegentlich zu leichtem Durchfall führen – ein Reinigungsprozess, bei dem sich der Körper von Giftstoffen und Schlacken befreit.

Wer, wann, wie viel?

Von einer Nahrungsergänzung mit Aloe-vera-Trinksäften kann jeder profitieren. Besonders wichtig ist sie für all jene, die erhöhte Anforderungen an ihren Körper stellen, also für Sportler ebenso wie für Manager und andere Stressgeplagte, für Kranke und Rekonvaleszente. Auch Senioren können von einer zusätzlichen Versorgung mit Vitalstoffen nur profitieren.
Wichtiger Hinweis: Wenn Sie Aloe-vera-Saft nicht nur kurmäßig, sondern längerfristig trinken möchten, sollten Sie dies nur tun, wenn Sie das von Ihnen gewählte Produkt wirklich gut vertragen. In seltenen Fällen kann es vorkommen, dass besonders empfindliche Menschen mit erhöhter Durchfallneigung auf den Saft reagieren, was auf Dauer gesehen problematisch wäre. Ganz vom Verzehr abzuraten ist Menschen, die auf Liliengewächse allergisch reagieren, und Schwangeren, da die Aloe im Verdacht steht, frühzeitige Wehen auszulösen.

Verzehrempfehlung

Für die dauernde Nahrungsergänzung empfiehlt es sich, täglich – bei Bedarf auch 2-mal täglich – 1 bis 2 Esslöffel pur oder verdünnt zu trinken. Am besten, Sie nehmen den Saft vor den Mahlzeiten ein. Meiden Sie Kaffee und schwarzen Tee in unmittelbarer Verbindung mit Aloe vera. Die Wüstenlilie beugt nämlich einer Übersäuerung des Magens vor, und koffeinhaltige Getränke würden diese Wirkung wieder aufheben. Für Phasen starker Beanspruchung wie in der

Prüfungsvorbereitung oder bei beruflichen Herausforderungen, bei Krankheiten oder in der Zeit danach empfiehlt sich eine Trinkkur mit Aloe vera. Wenn Ihnen der Saft gut bekommt, können Sie die Tagesdosis auf insgesamt bis zu 120 Milliliter und mehr steigern.

Die nachfolgenden Rezeptvorschläge zeigen, welche Möglichkeiten die Aloe vera als Nahrungsaufwertung bietet. Sie sind als Beispiele gedacht. Lassen Sie sich inspirieren! Ihrer Phantasie sind keine Grenzen gesetzt.

Rezepte mit Aloe vera

Aloe-vera-Trinksaft ist eine wertvolle Nahrungsaufwertung und verdient einen festen Platz in einer gesunden Ernährung. Mit seinem natürlichen, bitter-herben Geschmack ist er jedoch rein kulinarisch betrachtet nicht gerade eine Verlockung. Manch einer gewöhnt sich schnell daran und trinkt ihn am liebsten pur, andere sind empfindlicher und halten es mit Mary Poppins: »Wenn ein Löffelchen voll Zucker bittere Medizin versüßt ...« Sie finden in diesem Abschnitt viele Anregungen zur geschmacklichen Verfeinerung. Salaten und Mixgetränken kann das bittere Aroma durchaus eine interessante Note geben.

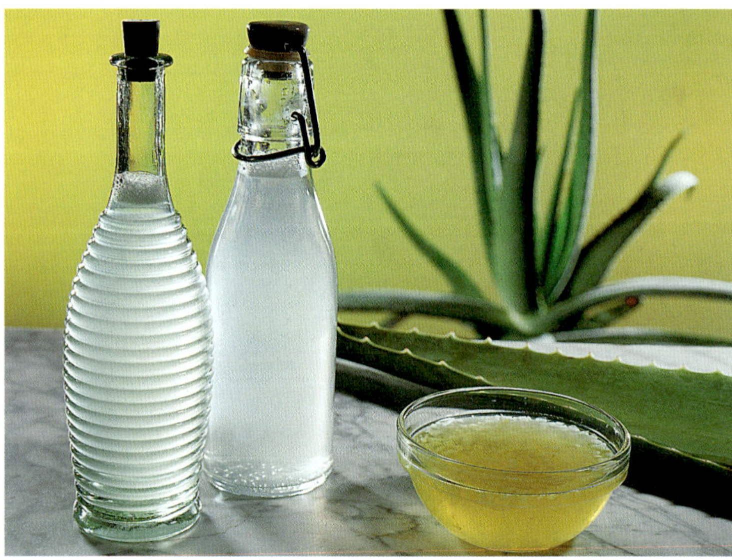

Geschmacklich ist der Aloe-vera-Gesundheitsdrink für die meisten Menschen wohl gewöhnungsbedürftig, aber er leistet eine Menge für Stoffwechsel und Immunsystem.

Frischblattgel zur Nahrungsergänzung

Ein Nahrungsmittel der besonderen Art ist das Mark aus dem frischen Blatt. Wenn Sie keine eigene Pflanze haben oder diese nicht kahlernten möchten, können Sie ein solches bei einer der in den Umschlaginnenseiten genannten Bezugsquellen bestellen. Für eine Tagesportion brauchen Sie ein etwa fünf bis zehn Zentimeter langes Blattstück. Daraus schälen Sie das transparente Gel heraus (siehe Seite 30f.). Kulinarisch Hartgesottene zerteilen es in mundgerechte Happen und kauen es so lange wie möglich, um es wirklich gut zu zerkleinern. Dabei werden gleichzeitig die Mundschleimhaut und das Zahnfleisch gereinigt und tonisiert. Wer das nicht über sich bringt, kann das Gel klein geschnitten unter einen Salat mischen.

Die hier angeführten Mengen reichen bei Salaten und Desserts jeweils für zwei Portionen, bei Getränken – wenn nicht anders angegeben – für jeweils ein Glas.

Salatsauce mit Aloe vera

Zutaten 2 EL Essig (z. B. Balsamico oder Sherryessig), 2 EL Aloe-vera-Saft, 2 EL Gemüsebrühe, 1 TL Honig, 1/2 TL Senf, 4 EL Öl (z. B. Sonnenblume oder Olive), 1/2 fein gehackte Zwiebel, etwas fein gehackte Petersilie

Zubereitung Alle Zutaten in ein Schraubglas geben und gut schütteln, damit sie sich richtig verbinden. Dieses Dressing passt besonders gut zu Salaten aus Wurzelgemüsen (z. B. Sellerie, Karotten und Radieschen, in mittelgrobe Streifen gehobelt und mit gehackten Walnüssen gemischt) wie auch zu Rohkostplatten aller Art.

Salatbouquet mit Aloe-vera-Stückchen

Zutaten 2 Portionen gemischte Blattsalate je nach Saison, 1 Grapefruit, Filet aus einem etwa 5 cm langen Stück Aloe-vera-Blatt, 4 EL kaltgepresstes Olivenöl, 1–2 EL Balsamicoessig, 1 TL mittelscharfer Senf, Salz, frisch gemahlener Pfeffer, Kräuter nach Belieben

Zubereitung Den Salat waschen, putzen, trockenschleudern und auf 2 Tellern anrichten. Die Grapefruit filetieren (weiße Haut ganz entfernen!) und in mundgerechte Stücke schneiden. Das Aloe-vera-Filet hacken und gemeinsam mit den Grapefruitstücken auf den

Salatblättern verteilen. Aus Öl, Essig, Senf, Gewürzen und Kräutern eine Vinaigrette rühren und über den Salat gießen. Sofort servieren. Dazu passt frisches Knoblauchbaguette heiß aus dem Backofen.

t Tipp

Wer es gern herzhaft mag: Aloe-vera-Saft lässt sich auch gut unter Kräuterquark mischen. Mit Vollkornbrot oder Pellkartoffeln serviert, ist das eine Extraportion Gesundheit zum Abendessen.

Chicoréeblume

Zutaten 1 Chicoréestaude, 1 Orange, Filet aus einem etwa 5 cm langen Stück Aloe-vera-Blatt, 1/2 Becher Crème fraîche, Saft von 1/2 Zitrone, 1/2 TL Zucker

Zubereitung Die Chicoréestaude zerteilen, die Blätter waschen, trocknen und wie Blütenblätter auf 2 Tellern arrangieren. Die Orange filetieren (weiße Haut ganz entfernen!), das Aloe-vera-Filet in kleine Stücke schneiden und beides auf den Chicoréeblättern verteilen. Aus der Crème fraîche, dem Zitronensaft und dem Zucker ein Dressing rühren, ins Blütenherz geben und servieren.

Waldorfsalat mit Aloe

Zutaten 1 kleine oder 1/2 große Sellerieknolle, Saft von 1 Zitrone, 1 Birne, 1 Apfel, 2 EL Walnüsse, 1/2 Bund glatte Petersilie, 1 EL Honig, 25 ml Aloe-vera-Saft, abgeriebene Schale von 1/2 Zitrone, 80 ml Sahne, 2 ganze Walnüsse

Zubereitung Den Sellerie schälen, fein raspeln und sofort mit Zitronensaft beträufeln, damit er sich nicht verfärbt. Birne und Apfel in kleine Stücke schneiden und unter den Sellerie mischen. Die Walnüsse grob, die Petersilie sehr fein hacken. Honig gut mit Aloe-vera-Saft, Zitronenschale und Sahne vermischen und über den Salat gießen. Alles vermengen und auf Tellern anrichten. Jeweils mit 1 ganzen Walnuss verzieren.

Aloe-Rucola-Pesto

Zutaten 1 kleine unbehandelte Orange, 150 g Rucola (1–2 Bund), 1/2 Bund Basilikum, ca. 5 cm Aloe-vera-Blattfilet, 50 g ungesalzene Pistazienkerne, 1 kleiner Zucchino (ca. 50 g), 75 g frisch geriebener

Parmesan, 1–2 Knoblauchzehen, 6–8 EL gutes Olivenöl, Salz und Pfeffer aus der Mühle

Zubereitung Die Orange heiß abspülen und abtrocknen, etwa 1/2 Teelöffel Schale abreiben. Orange halbieren, 1 Scheibe für die Dekoration abschneiden, Hälften auspressen. Rucola verlesen, grobe Stiele aussortieren; waschen und gut trocken schütteln. Basilikum waschen und Blättchen von den Stängeln zupfen. Aloe-vera-Filet, Rucola, Basilikum und Pistazien fein hacken. Zucchino waschen und in möglichst kleine Würfel schneiden. Zusammen mit dem Parmesan und dem frisch durchgepressten Knoblauch untermischen. Orangenschale, -saft und Olivenöl dazugeben und umrühren, sodass eine sämige Paste entsteht. Mit Salz und frisch gemahlenem Pfeffer abschmecken. Orangenscheibe vierteln und das Pesto damit garnieren.

Passt hervorragend zu Spaghetti und Ofenkartoffeln oder als Dip zu rohem oder knackig gedünstetem Gemüse.

Dieses Rezept ist für 4 Personen berechnet. Essen nur 2 mit: Den Rest im verschlossenen Glas im Kühlschrank aufbewahren. Hält sich 2 bis 3 Tage.

Tipp Statt der Pistazien können Sie auch Sonnenblumenkerne oder gehäutete Mandeln verwenden.

Gesundheit auf Vorrat

Solange das Blatt intakt ist, hält es sich bei kühler Lagerung mehrere Monate lang. Da die Pflanze kälteempfindlich ist und manche der Inhaltsstoffe bei zu niedrigen Temperaturen zerstört werden, legt man das Blatt am besten in ein sauberes Tuch eingeschlagen ins Gemüsefach und nicht in den oberen Teil des Kühlschranks. Die Schnittstelle verschließt sich zwar von allein, sollte aber aus hygienischen Gründen dennoch stets mit Klarsichtfolie abgedeckt werden. Einmal herausgeschält, muss das Blattmark rasch verbraucht werden, denn es verdirbt sehr schnell. Um es haltbar zu machen, kann man es mittels Alkohol oder Zucker konservieren.

Der erdige Geruch und das herbbittere Aroma des frischen Blatts sind sicherlich nicht jedermanns Geschmack. Um ihn abzumildern, können Sie das pürierte Gel unter Obst- oder Gemüsesäfte rühren.

Alkoholischer Auszug

Zutaten 20 g frisches Aloe-vera-Blattgel, 100 ml guter Weinbrand

Zubereitung Gel in Würfel schneiden und in ein Glas mit Schraubverschluss geben. Mit Alkohol bedecken, im verschlossenen Glas für 14 Tage reifen lassen. Abseihen und in eine Flasche füllen.

Anwendung Als Lebenselixier (Haltbarkeit: ca. 6 Monate) regelmäßig 1-mal täglich einige Tropfen in etwas Wasser einnehmen. Zur Mundhygiene ein paar Tropfen in ein Glas Wasser geben und gurgeln. Bei Insektenstichen oder Pickeln pur auftragen, um den Juckreiz zu lindern und Entzündungen schneller heilen zu lassen.

Ein Extratipp für Hobbyköche: Wer sich beim Hantieren mit heißen Pfannen, Töpfen oder Blechen Brandblasen geholt hat, kann sich mit Aloe-vera-Gel Linderung verschaffen. Wie das geht, können Sie unter dem Stichwort Verbrennungen auf Seite 121 nachlesen.

Mixturen mit Tradition

Bei manchen traditionell überlieferten Rezepten wird die Aloe zur Haltbarmachung zusammen mit den anderen Zutaten gekocht (und nicht nur wie bei modernen Pasteurisierungsverfahren wenige Sekunden lang hoch erhitzt). Dabei gehen natürlich so manche der wertvollen Inhaltsstoffe verloren. In der Volksheilkunde verschiedener Länder wird trotzdem von Behandlungserfolgen auch mit solchen gekochten Aloe-vera-Zubereitungen berichtet. Wem es dennoch widerstrebt, das Blattfilet dieser Prozedur zu unterziehen, kann auf eine weitere traditionelle Konservierungsmethode zurückgreifen – das Einlegen in Zucker. Hier die Rezepturen:

Aloe-Wein

Zutaten 150 g naturreiner Imkerhonig, 1 l Wein aus biologischem Anbau, 20 ml frisches Aloe-vera-Blattgel

Zubereitung Honig und Wein unter ständigem Rühren langsam erhitzen, bis der Honig aufgelöst ist. Vom Herd nehmen und etwas abkühlen lassen. Dann das frische, zermuste Aloe-vera-Gel untermischen. Noch warm in eine Flasche füllen und verschließen. Kühl aufbewahren. Haltbarkeit: ca. 3 Monate.

Anwendung Kurmäßig am besten im Frühling alle 3 Tage morgens 1 Likörglas Aloe-Wein nüchtern trinken.

Aloe-Sirup

Zutaten 100 g frisches Aloe-vera-Blattgel, 100 g Rohrzucker
Zubereitung Das Blattgel im Mixer pürieren oder mit einer Weizengrassaftpresse versaften. Den Saft mit dem Zucker bei leichter Hitze unter gelegentlichem Rühren für etwa 10 Minuten kochen lassen. In ein Glas füllen und kühl aufbewahren. Haltbarkeit: ca. 3 Monate.
Anwendung Zur Anregung des Stoffwechsels morgens 1/2 Teelöffel Sirup in etwas Wasser einrühren und trinken oder in ein Müsli geben.

»Kandierte« Aloe

Zutaten 100 g frisches Aloe-vera-Blattgel, 100 g Rohrzucker
Zubereitung Das frische Blattgel mit dem Messer grob zerkleinern, mit dem Zucker vermischen und in ein Schraubglas füllen. Für mehrere Tage stehen lassen und während dieser Zeit immer wieder umrühren. Haltbarkeit: ca. 3 Monate.
Anwendung Zum Frühstück 1/2 Grapefruit mit etwas kandierter Aloe bestreichen. Das bringt den Verdauungsapparat in Schwung und wirkt insgesamt tonisierend und ausgleichend auf Magen- und Darmtrakt.

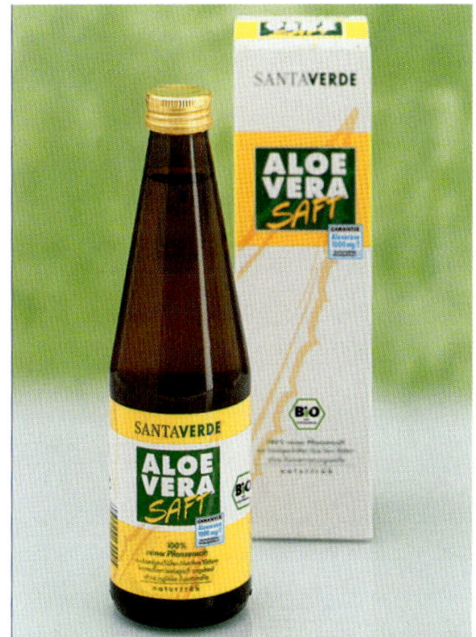

Wenn Ihnen das Hantieren mit dem frischen Blatt zu aufwändig ist, sind Fertigsäfte eine gute Alternative.

Allerhand zum Mixen

Wer seine Nahrung mit fertig gekauften Trinksäften oder frisch püriertem Aloe-vera-Gel aufwerten möchte, den Geschmack pur aber nicht mag oder einfach nur nach einer Abwechslung sucht, für den sind gesunde Mixgetränke genau das Richtige. Kühl serviert schmecken solche Drinks besonders gut.

Frisches Blattmark muss schnell aufgebraucht werden, da es innerhalb kürzester Frist zu einer Milchsäuregärung durch den Lactobacillus kommen kann. Wird es zu lange aufbewahrt, wandelt es sich in »Joghurt« um.

Der Klassiker

Zutaten 25 ml Aloe-vera-Saft oder püriertes Frischblattgel, 75 ml Mineralwasser mit Kohlensäure, 1 kräftiger Spritzer Zitrone
Auf Eiswürfeln serviert, ist dieser Drink nicht nur ein Tonikum, sondern schmeckt auch fast wie Tonic Water.

Grüner Engel (für 2 Gläser)

Zutaten 1 Kiwi, 200 ml Maracujanektar, 50 ml (möglichst frisch gepresster) Grapefruitsaft, 50 ml Aloe-vera-Saft oder Frischblattgel, 10 Eiswürfel

Zubereitung Alle Zutaten in den Mixer geben und pürieren. Eiswürfel separat zerstoßen und untermischen. Den Drink in Cocktailgläser füllen und dekorieren. Probieren Sie auch andere Mischungen aus, z. B. Aprikose mit Ananas oder Kirschen mit Passionsfrucht, jeweils mit frischem Grapefruitsaft gemischt.

Energie tanken mit Powerdrinks

Die nachfolgend beschriebenen Mixideen schmecken nicht nur herrlich frisch, sondern stecken auch voll purer Energie. Jeder der Powerdrinks – ob nun aus Gemüse, Obst oder beidem – enthält so viele Vitalstoffe, dass er durchaus einmal eine komplette Hauptmahlzeit ersetzen kann. Dabei hat keiner mehr als etwa 150 Kilokalorien, macht aber dank des großen Ballaststoffanteils dennoch lange satt. Die Rezeptideen sind also genau das Richtige für alle, die abnehmen oder einen wöchentlichen Safttag einlegen möchten.

Trinken Sie die Powerdrinks sofort nach dem Mixen, denn nur dann können alle darin enthaltenen biowirksamen Substanzen und sekundären Pflanzenwirkstoffe ihre ganze Wirkung entfalten.

Die Standardmischung für Mixgetränke: Auf 75 Milliliter Flüssigkeit kommen 25 Milliliter Aloe vera. Das entspricht etwa 2 bis 3 Esslöffeln.

Aloe-Drink mit Sellerie und Karotte

Zutaten 400 g Karotten, 300 g Knollensellerie, 1 Zitrone, 25 ml Aloe-vera-Saft oder Frischblattgel, 1 Tropfen Olivenöl, Salz und schwarzer Pfeffer aus der Mühle

Zubereitung Die Karotten unter fließendem Wasser bürsten, den Sellerie und die Zitrone schälen, in den Entsafter geben (wer Frischblattgel hat, kann es mit entsaften), Aloe-vera-Saft und Öl unterrühren, mit Salz und Pfeffer abschmecken.

Besondere Vorzüge dieses Drinks Viel Vitamin E und Karotinoide sorgen für schöne Haut, glänzendes Haar und strahlende Augen.

Aloe-Drink mit Brokkoli und Paprika

Zutaten 400 g Brokkoli, 2 grüne Paprikaschoten, 1 Knoblauchzehe, 25 ml Aloe-vera-Saft oder Frischblattgel, 1 Tropfen Olivenöl, 1/2 TL Balsamico, Salz

Zubereitung Brokkoli und Paprika putzen. Zuerst den Knoblauch, dann das Gemüse in den Entsafter geben (wer Frischblattgel hat, kann es mit entsaften), Aloe-vera-Saft und Öl unterrühren, mit Essig und Salz abschmecken.

Besondere Vorzüge dieses Drinks Stimuliert das Immunsystem nicht nur durch die Polysaccharide und Polypeptide in der Aloe vera, sondern auch durch die Polyphenole im Brokkoli. Paprika schützt die Zellen, und Knoblauch würzt und senkt gleichzeitig den Cholesterinspiegel.

Aloe-Drink mit Tomate und Pfirsich

Zutaten 1 Karotte, 1/2 Zitrone, 250 g Tomaten, 2 Pfirsiche, 25 ml Aloe-vera-Saft oder Frischblattgel, 1 Tropfen Olivenöl, Salz und Tabasco

Zubereitung Die Karotte unter fließendem Wasser bürsten, die Zitrone schälen. Zuerst Tomaten, Pfirsiche und Zitrone, dann die Karotte in den Entsafter geben (wer Frischblattgel hat, kann es mit entsaften), Aloe-vera-Saft und Öl unterrühren, mit Salz und einem Schuss Tabasco abschmecken.

Besondere Vorzüge dieses Drinks Die in dem Drink enthaltenen Bioflavonoide sowie bestimmte Aminosäuren wie Prolin und Theronin unterstützen den Kollagenaufbau. Dadurch wird das Bindegewebe sichtbar straffer.

Aloe-Drink mit Roter Bete und Apfel

Zutaten 200 g Rote Bete, 2 Äpfel, 25 ml Aloe-vera-Saft oder Frischblattgel, 1 Tropfen Olivenöl, Salz, 1/2 TL geriebener Meerrettich

Zubereitung Rote Bete schälen, Äpfel vierteln und vom Kerngehäuse befreien. Beides in den Entsafter geben (wer Frischblattgel hat,

Tipp t

Das herbe Aroma der Aloe lässt sich besonders mit leicht bitteren Obst- und Gemüsesorten kaschieren: Grapefruit, Bittersalate aller Art wie Chicorée und Endivien, Getränke wie Bitter Kas (ohne Alkohol) oder Campari.

kann es mit entsaften), Aloe-vera-Saft und Öl unterrühren, mit Salz und Meerrettich abschmecken.

Besondere Vorzüge dieses Drinks Das Phenol Glucosinolat wirkt freien Radikalen entgegen. Der Ballaststoff Pektin beseitigt Schlacken im Darm.

Wenn Ihnen das Selbstmixen zu viel Aufwand ist: Es gibt fertige Produkte, in denen Fruchtauszüge mit hohem Antioxidanzienanteil in Aloe-vera-Saft gelöst sind (Bezugsquellen siehe Umschlaginnenseiten).

Aloe-Drink mit Artischocke und Tomate

Zutaten 1 Artischocke, 1 Zitrone, 500 g Tomaten, 25 ml Aloe-vera-Saft oder Frischblattgel, 1 Tropfen Olivenöl, grüner Pfeffer aus der Mühle

Zubereitung Artischockenblätter abschneiden und das Heu aus der Mitte entfernen. Die Zitrone schälen. Tomaten, Zitrone und Artischockenherz nacheinander entsaften (wer Frischblattgel hat, kann es mit entsaften), Aloe-vera-Saft und Öl unterrühren, mit Pfeffer abschmecken.

Besondere Vorzüge dieses Drinks Vitamin B1 und Niazin sorgen für geistige Ausdauer; Karotinoide helfen beim Zellaufbau.

Aloe-Drink mit Himbeere und Mango

Zutaten 1/2 Mango, 1 Orange, 25 ml Aloe-vera-Saft oder Frischblattgel, 100 g Honigmelone (ohne Schale gewogen), 50 g Himbeeren

Zubereitung Mango und Orange schälen. Alle Zutaten im Mixer pürieren.

Besondere Vorzüge dieses Drinks Vitamin C und E geben der Haut ihre Frische zurück. Vitamine der B-Gruppe und Folsäure tun Stressgeplagten gut.

Aloe-Drink mit Feige und Traube

Zutaten 1 frische Feige, 1 Orange, 1 Walnuss, 25 ml Aloe-vera-Saft oder Frischblattgel, 100 g kernlose Trauben

Zubereitung Feige, Orange und Walnuss schälen. Alle Zutaten im Mixer pürieren.

Besondere Vorzüge dieses Drinks Flavonoide wie Rutin und Anthocyanidin stärken die körpereigene Abwehr gegen Krebs erregende Stoffe.

Aloe-Drink mit Karotte und Birne

Zutaten 250 g Karotten, 1 Birne, 1 haselnussgroßes Stück Ingwer, 25 ml Aloe-vera-Saft oder Frischblattgel, 2 TL Sanddornsaft

Zubereitung Die Karotten unter fließendem Wasser bürsten, die Birne vierteln und vom Kerngehäuse befreien, den Ingwer schälen. Zuerst die Hälfte der Karotten entsaften, dann die Birne und den Ingwer und zum Schluss die restlichen Karotten (wer Frischblattgel hat, kann es mit entsaften) mit dem Aloe-vera- und Sanddornsaft unter den Drink rühren.

Besondere Vorzüge dieses Drinks Der Saft ist reich an Beta-Karotin, das die Körperzellen jung und die Haut geschmeidig und glatt hält.

Fertig gekaufter Obst- oder Gemüsesaft ist natürlich längst nicht so gut wie frisch gepresster. Doch vielen fehlt die Zeit für aufwändige Prozeduren. Für sie gilt: lieber zwei- bis dreimal täglich Aloe vera mit Saft aus der Packung als nur einmal im Monat mit einem frisch aus der Presse.

Aloe-Drink mit Melone und Brombeere

Zutaten 200 g Wassermelone (ohne Schale gewogen), 25 ml Aloe-vera-Saft oder Frischblattgel, 100 g Brombeeren, einige geschälte Mandeln

Zubereitung Das von den Kernen befreite Fruchtfleisch der Wassermelone zusammen mit den anderen Zutaten im Mixer fein pürieren.

Besondere Vorzüge dieses Drinks Flavonoide stärken die Gefäße und wirken entzündungshemmend.

Aloe-Drink mit Kiwi und Minze

Zutaten 3 Kiwis, 1/2 Limette, 25 ml Aloe-vera-Saft oder Frischblattgel, 100 g kernlose Weintrauben, 4–5 Minzeblättchen

Zubereitung Kiwis und Limette schälen. Mit allen anderen Zutaten im Mixer fein pürieren. Gut gekühlt oder auf Eiswürfeln servieren.

Außerhalb der Erdbeerzeit können Sie Aloe vera auch mit anderen Quarkspeisen kombinieren. Pürierte Banane mit Honig und etwas Ingwer, Ananas (frisch oder zur Not auch aus der Dose) oder auch Sauerkirschen sind besonders köstliche Varianten.

Besondere Vorzüge dieses Drinks Dieser Drink stärkt nicht nur das Immunsystem, sondern liefert dank des enthaltenen Traubenzuckers auch pure Energie für Gehirn und Nerven.

Aloe-Drink mit Orange und Erdbeere

Zutaten 2 Orangen, 200 g Erdbeeren, 25 ml Aloe-vera-Saft oder Frischblattgel, 2 Stängel Basilikum, 1/2 TL Balsamico
Zubereitung Orangen schälen, Erdbeeren vom Stielansatz befreien. Zusammen mit der Aloe vera und dem Basilikum im Mixer fein pürieren. Zuletzt mit dem Balsamico abschmecken
Besondere Vorzüge dieses Drinks Dieser Saft ist ein Geheimtipp für alle, die abnehmen möchten. Er enthält nämlich besonders viel Vitamin C – und das ist wichtig für die Bildung von Karnitin. Dieses wiederum bringt die Fettzellen zum Schmelzen.

Cocktails mit Schuss

Auch alkoholischen Drinks tut eine Extraportion Gesundheit natürlich gut. Solche Cocktails sind ideal für jene besonderen Momente, wo Entspannung, Genuss und Wohlbefinden Hand in Hand gehen sollen.

Amaretto Aloe

Zutaten 1 EL Aloe-vera-Saft oder püriertes Frischblattgel, 1 Likörglas Amaretto, 2 EL Sahne, Kakaopulver oder gemahlener Ingwer
Zubereitung Aloe-vera-Saft oder -Gel mit Amaretto aufgießen und die halbgeschlagene, frische Sahne als Häubchen aufsetzen. Mit Kakaopulver oder auch 1 Prise gemahlenem Ingwer dekorieren.

Aloe Orange

Zutaten 25 ml Aloe-vera-Saft oder püriertes Frischblattgel, Eiswürfel, 1 Schuss Gin, 150 ml Orangensaft, 1 Orangenscheibe
Zubereitung Aloe-vera-Saft oder -Gel auf Eiswürfeln in ein Long-

Gut geschützt mit Pflanzenpower

In zahlreichen wissenschaftlichen Studien ist über die Bedeutung so genannter sekundärer Pflanzenstoffe für unsere Gesundheit berichtet worden. Sie schützen den Körper vor Bakterien und stärken die Immunabwehr. In den hier beschriebenen Powerdrinks sind sie reichlich enthalten. Hier die wichtigsten im Überblick:

- Ätherische Öle sind Aromastoffe, die u.a. die Verdauung und die Nierentätigkeit anregen.
- Karotinoide sind orangefarbene Pflanzenfarbstoffe, die die gleichmäßige Pigmentierung der Haut unterstützen und dafür sorgen, dass das Haar schön glänzt und nicht so schnell grau wird.
- Flavonoide übernehmen in den Pflanzen eine wichtige Zellschutzfunktion. Im menschlichen Körper unterstützen sie die Abwehr gegen Krebs erregende Stoffe und stabilisieren den Polsterstoff Kollagen in Haut und Knochen.
- Phenole sind pflanzeneigene Salze und Säuren, die die als Sauerstoffräuber bekannten, so genannten freien Radikale hemmen, der Entstehung von Krebs entgegenwirken und den Cholesterinspiegel senken.

Die Aminosäuren der Aloe vera übernehmen wichtige Aufgaben für das Muskel- und Knochenwachstum, die Bildung von Kollagen, die Regeneration des Gewebes sowie für die Regulation des Blutzucker- und Proteinspiegels.

drinkglas füllen, den Gin dazugeben und mit dem Orangensaft auffüllen. Mit der Orangenscheibe dekorieren.

Aloe-Eier-Flip

Zutaten 1 EL Aloe-vera-Saft oder püriertes Frischblattgel, 1 Likörglas Eierlikör, 1 Schuss Sahne, Schokosplitter oder Kokosflocken
Zubereitung Aloe-vera-Saft oder -Gel mit Eierlikör aufgießen,

Sahne unterziehen, mit Schokosplittern oder Kokosflocken dekorieren.

Grapefruit-Muskat

Eine gesunde Partyidee für heiße Sommerabende. Reicht für 10 bis 12 Sektgläser

Zutaten 1 Flasche Grapefruitsaft (0,7 l), 2–3 Gläser guter Weinbrand, 75 ml Aloe-vera-Saft, 1 Flasche Sekt oder Mineralwasser (am besten mit viel Kohlensäure), 2 Eiweiß, etwas Puderzucker, etwas Muskatnuss

Zubereitung Grapefruitsaft mit Weinbrand und Aloe-vera-Saft mischen. Mit Sekt oder Mineralwasser aufgießen. Eiweiß mit dem Puderzucker zu steifem Schnee schlagen und auf jeden Drink ein Häubchen als »schwimmenden Eisberg« aufsetzen. Zum Schluss mit geriebener Muskatnuss fein bestäuben.

Besonders effektvoll ist der »Zweischichtcocktail« Diana: 6 cl weiße Crème de Menthe mit 2 EL Aloe-vera-Saft mischen, mit zerstoßenem Eis in ein Weißweinglas füllen und vorsichtig 3 TL Cognac auf die Oberfläche löffeln.

Fitnessdesserts

Auch Süßspeisen kann die Aloe mit ihrem herben Aroma eine besondere Note und eine Extraportion Fitness geben. So zubereitet, können auch Kinder Geschmack an dem gesunden Wüstengewächs finden.

Kiwisorbet mit Aloe (für 4 Portionen)

Zutaten 50 g Zucker, 5 Kiwis, 2 TL Zitronensaft, 3 EL Aloe-vera-Saft oder Frischblattgel, 1 kleines Eiweiß, 2 Obstsorten zum Garnieren (z. B. je 1 kleine Orange und Sternfrucht oder je 1 kleine Mango und Feige), Minzeblättchen, Puderzucker

Zubereitung Den Zucker mit etwa 3 Esslöffeln Wasser verrühren, 2 Minuten lang erhitzen und dann abkühlen lassen. In der Zwischenzeit die Kiwis mit dem Zitronensaft und der Aloe vera kurz im Mixer pürieren. Den Zuckersirup darunter mischen. Das Eiweiß steif schlagen und das Kiwipüree unterheben. Die Masse in eine flache Schale füllen, glatt streichen und ins Gefrierfach stellen. Gelegentlich umrühren. Sobald die Masse gefroren ist, mit 2 Esslöffeln Kugeln ausstechen (wenn man die Löffel zuvor in heißes Wasser taucht, geht's leichter). Auf dem in Scheiben geschnittenen Obst anrichten. Mit Minzeblättchen dekorieren und mit Puderzucker bestäuben.

Erdbeeren mit Aloe vera und Portwein-Zabaione

Nur für Erwachsene!

Zutaten 800 g Erdbeeren, 6 EL Honig, 1 TL Zitronensaft, 25 ml Aloe-vera-Saft oder püriertes Frischblattgel, 4 Eigelbe, 8 EL roter Portwein, Minzeblättchen zum Verzieren

Zubereitung Erdbeeren putzen. 2 EL Honig mit Zitronen- und Aloe-vera-Saft oder dem Gel mischen und darübergeben. Mindestens 1 Stunde ziehen lassen. Inzwischen für die Zabaione die Eigelbe mit dem restlichen Honig im Wasserbad schaumig schlagen, den Portwein löffelweise zufügen und die Masse schaumig aufschlagen. Anschließend sofort im Wasserbad kaltrühren. Die Erdbeeren auf Tellern verteilen und mit der Zabaione überziehen. Mit Minzeblättern garniert servieren.

Quark in Nachspeisen schmeckt manchmal zu schwer und üppig. Rühren Sie ihn mit etwas Milch und Aloe-vera-Saft sämig und heben Sie Eischnee unter, um die Masse aufzulockern.

Quark und mehr

Zutaten 250 g Magerquark, 3 EL Zucker, Mark aus 1/2 Vanillestange (ersatzweise 1 Päckchen Vanillezucker), 25 ml Aloe-vera-Saft oder püriertes Frischblattgel, etwas Milch, 250 g frische Erdbeeren, Minzeblättchen

Zubereitung Den Quark mit dem Zucker, dem Vanillemark, dem Aloe-vera-Saft oder -Gel und etwas Milch zu einer glatten Creme verrühren. Die Erdbeeren von den Stielenden befreien, halbieren und vorsichtig unter die Quarkmasse heben. In Portionsschalen anrichten und mit Minzeblättchen verzieren. Kühl servieren.

Alternativ zu den Erdbeeren können Sie 500 g möglichst geschälte und frisch geraffelte Äpfel unterheben. Der Zucker lässt sich durch Birnendicksaft ersetzen.

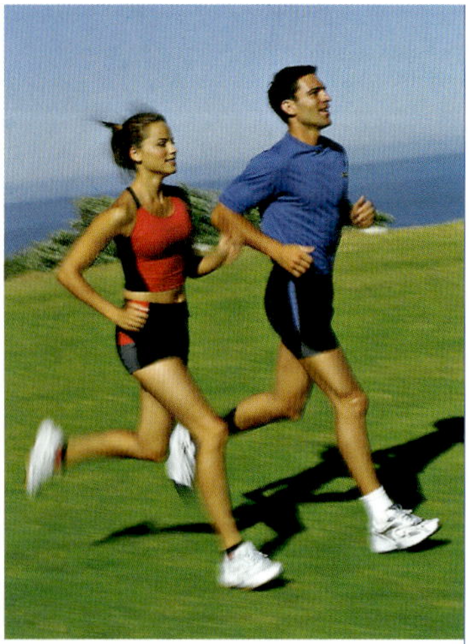

Wer viel in Bewegung ist, braucht auch besonders viele Nährstoffe.

Fitness für Sportler

Viele Freizeit- und Profisportler haben die Aloe vera längst als Allroundelixier für sich erkannt. Der Saft des Dickblattgewächses schützt die Haut und lässt Blasen schneller verschwinden, bringt rasche Linderung bei Verletzungen und kann zudem auch noch als Tonikum getrunken werden.

Ob Gelegenheitsjogger oder Hochleistungssprinter – wer Sport betreibt, fordert seinem Körper besondere Leistungen ab und verbraucht Energie, die er sich auf die eine oder andere Weise wieder zuführen muss. Auch für den Muskelaufbau ist eine gute Versorgung mit Nährstoffen erforderlich. Hier spielen in erster Linie die Aminosäuren als Grundbausteine der Proteine eine wichtige Rolle. Die Aloe vera enthält sieben der insgesamt acht essenziellen (d. h. diese sind vom Körper nicht selbst produzierbar, sondern müssen mit der Nahrung zugeführt werden) und zwölf der nicht essenziellen Aminosäuren.

Verzehrempfehlung

Sportler nehmen 3-mal täglich jeweils vor den Mahlzeiten 2 bis 3 Esslöffel Trinksaft pur oder verdünnt ein.

Topfit an den Start

Ob man einen Wettkampf gewinnt, ist immer auch eine Frage der Nerven. Was nützt das beste Training und ein gestählter Körper, wenn man in der Nacht vor dem großen Tag Durchfall bekommt und spürt, wie die Kräfte schwinden. Auch Lampenfieber hat schon so manchen Sportler um den wohlverdienten Sieg gebracht.

Extratipp für Segler: Um Sonnenschäden vorzubeugen, unter dem Sonnenschutz Aloe-vera-Saft als Tonikum auftragen. Abends wirkt das Gel kühlend, lindernd und heilend.

Aloe vera hilft

Viele Sportler berichten, dass sie nach der Einnahme von Aloe-vera-Saft innerlich ruhiger und gelassener an den Start gehen können. Er reguliert auf natürliche Weise die Funktionen von Magen und

Darm. Auch die in dem Wüstengewächs enthaltene Aminosäure Tyrosin nimmt Einfluss auf unsere emotionale Verfassung. Steht sie dem Körper in ausreichender Menge zur Verfügung, haben Ängste und Missstimmungen, Stress und Depressionen weniger Chancen. An den Tagen vor dem Start ist also eine Nahrungsergänzung mit Aloe vera doppelt zu empfehlen. So kann auch Ihnen die unscheinbare Sukkulente vielleicht helfen, den Sprung aufs Siegertreppchen zu schaffen. Wer zum erstenmal Aloe vera nimmt, sollte dies allerdings nicht unmittelbar vor einem wichtigen Wettkampf tun. Es braucht ein wenig Zeit, bis sich der Körper an den Saft gewöhnt und man ein Gefühl für die individuell richtige Menge entwickelt hat. So kann es in der Gewöhnungsphase gelegentlich zu leichtem Durchfall kommen.

Wie Blasen schneller heilen

Aktiv zu sein und Sport zu treiben, macht Spaß, kann aber auch ganz schön strapaziös sein. Als Außenhülle befindet sich die Haut dabei gewissermaßen an vorderster Front und bekommt einiges ab – vor allem Reibungshitze. Stundenlanges Laufen in fest geschnürtem Schuhwerk setzen ihr ebenso zu wie die Riemen des Rucksacks oder der Griff des Tennisschlägers. Die Folge: wunde, aufgescheuerte Stellen und Blasen. Das ist höchst unangenehm; für die meisten Sportler aber noch lange kein Grund, eine Trainingspause einzulegen oder gar einen Wettkampf abzubrechen. Da heißt es, die Zähne zusammenzubeißen – oder Aloe vera aufzutragen! Als Wüstenpflanze weiß sie nämlich besonders gut, mit Hitze umzugehen, und Blasen sind nichts anderes als ein Hitzeschaden der Haut.

Beim Mountainbiken, Gipfelstürmen und anderen Outdooraktivitäten zählt jedes Gramm im Gepäck. Das Gel der Sukkulente ist ein universal einsetzbares Erste-Hilfe-Mittel. Wer es dabei hat, braucht sich nicht mit einer Vielzahl von Tuben und Fläschchen abzuschleppen.

Das können Sie tun

- Tragen Sie vorbeugend an blasengefährdeten Stellen Aloe-vera-Creme oder -Gel (mit Gelbildner) auf.
- Im akuten Fall reinigen Sie den wund geriebenen Bereich bzw. die Blase sorgfältig mit Wasser. Ist sie noch nicht offen, bohren

Sie vorsichtig mit einer sterilen Nadel seitlich unter der gesunden Haut hindurch einen Kanal, durch den die Wundflüssigkeit abfließen kann.

■ Tragen Sie anschließend mehrmals großzügig Aloe-vera-Gel auf. Das desinfiziert, lindert den Schmerz und fördert die Heilung.

■ Wenn Sie weitertrainieren möchten, sollten Sie die betroffene Stelle unbedingt mit einem Pflaster schützen. Ansonsten heilen Blasen schneller an der Luft.

■ Wund gelaufene Füße werden in einem Fußbad mit Aloe vera rasch wieder fit. Dazu etwa 5 Liter warmes Wasser mit 10 Milliliter Aloe-vera-Konzentrat im Verhältnis 10 : 1 versetzen.

Erste Hilfe bei Verletzungen

Wer seinem Körper Höchstleistungen abverlangt, riskiert dabei Kopf und Kragen. Verletzungen von Hautabschürfungen über Verstauchungen, Verrenkungen und Zerrungen bis hin zu Sehnenscheidenentzündungen sind an der Tagesordnung. Aloe vera bannt zwar nicht die Unfallgefahr, kann im Ernstfall aber Linderung bringen.

Schürfwunden heilen schneller im Kontakt mit der Luft. Es ist also besser, nach dem Auftragen von Aloe-vera-Gel keinen Verband anzulegen. Bei größerer Ausdehnung der Wunde muss man aber zum Arzt, weil das Infektionsrisiko sehr hoch ist.

Das können Sie tun

■ Schürfwunden heilen oft besonders schwer ab, da man sie sich meist an exponierten Körperteilen wie Knien oder Ellenbogen zuzieht und sie immer wieder aufreißen. Um den Heilungsprozess zu unterstützen, wird die Wunde nach der gründlichen Reinigung großzügig mit Aloe-vera-Gel eingerieben. Sobald es eingezogen ist, wird eine weitere Schicht aufgetragen usw. Das lindert den Schmerz und beugt Entzündungen vor.

■ Sportler wissen die lindernde Wirkung von Eis bei Verletzungen und Entzündungen zu schätzen. Aloe vera kann diesen Effekt noch verstärken. Füllen Sie einen Eiswürfelbehälter mit dem Trinksaft der Wüstenlilie, und stellen Sie ihn ins Gefrierfach. Bei Bedarf reiben Sie die betroffene Stelle damit ab, bis das Eis geschmolzen ist.

- Verstauchungen und Zerrungen heilen schneller, wenn Sie eine Mullkompresse mit dem Gel tränken, auf die betroffene Partie auflegen und mit einem Verband fixieren.

Praktische Hinweise

Als Erste-Hilfe-Mittel für Sportler ist das stabilisierte, mit Gelbildner versetzte Gel am praktischsten. Es lässt sich leicht auftragen, kühlt und haftet gut auf der Haut.

Bei Verletzungen, Insektenstichen, Blasen usw. tragen Sie das Gel möglichst unverzüglich und großzügig auf die betroffene Stelle auf und wiederholen die Behandlung mehrmals. Wenn Sie mit der frischen Pflanze arbeiten, lösen Sie das Mark nicht von der Rinde ab. Schneiden Sie das Blatt lediglich quer durch, trennen Sie die dornigen Ränder ab, und legen Sie es mit der Gelseite nach unten auf die Haut.

Extratipp für Jogger: Das Körpertonikum von Seite 96 in einen Sprühflakon füllen und ab und zu als kühlende Gesichtsdusche aufsprühen. Das wirkt wunderbar erfrischend.

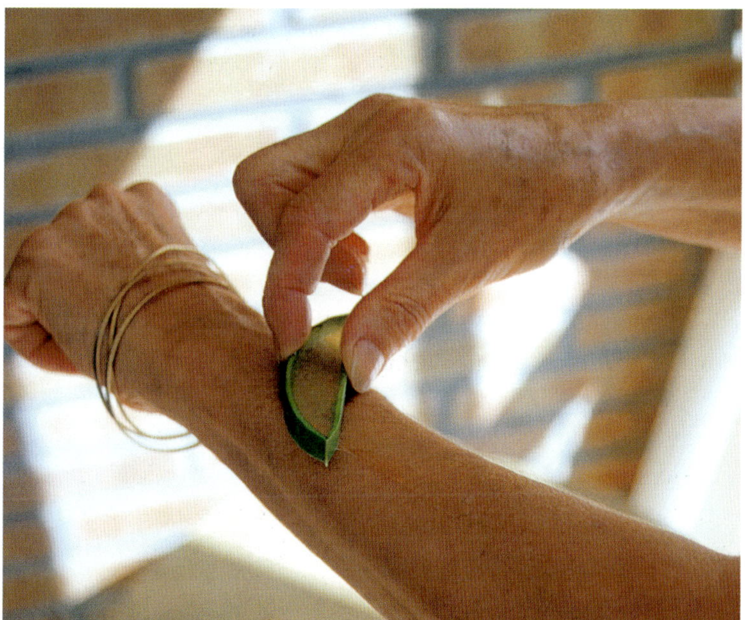

Mit einem frischen Blattstück lassen sich Abschürfungen, Hautirritationen und Sonnenbrand behandeln.

Schönheitspflege für Leib und Seele

Eines der wichtigsten Anwendungsgebiete der Wüstenlilie ist die Hautpflege. Schon die berühmten Schönen des Altertums Nofretete und Kleopatra schworen auf die Wirkung des wohltuenden Gels mit den straffenden, tonisierenden und heilenden Eigenschaften. War dessen Verwendung früher allein den Bewohnern wärmerer Klimazonen vorbehalten, in denen die Pflanze weit verbreitet war und jederzeit frisch geerntet werden konnte, können wir uns heute dank moderner Herstellungsverfahren zur Haltbarmachung auch hierzulande damit pflegen.

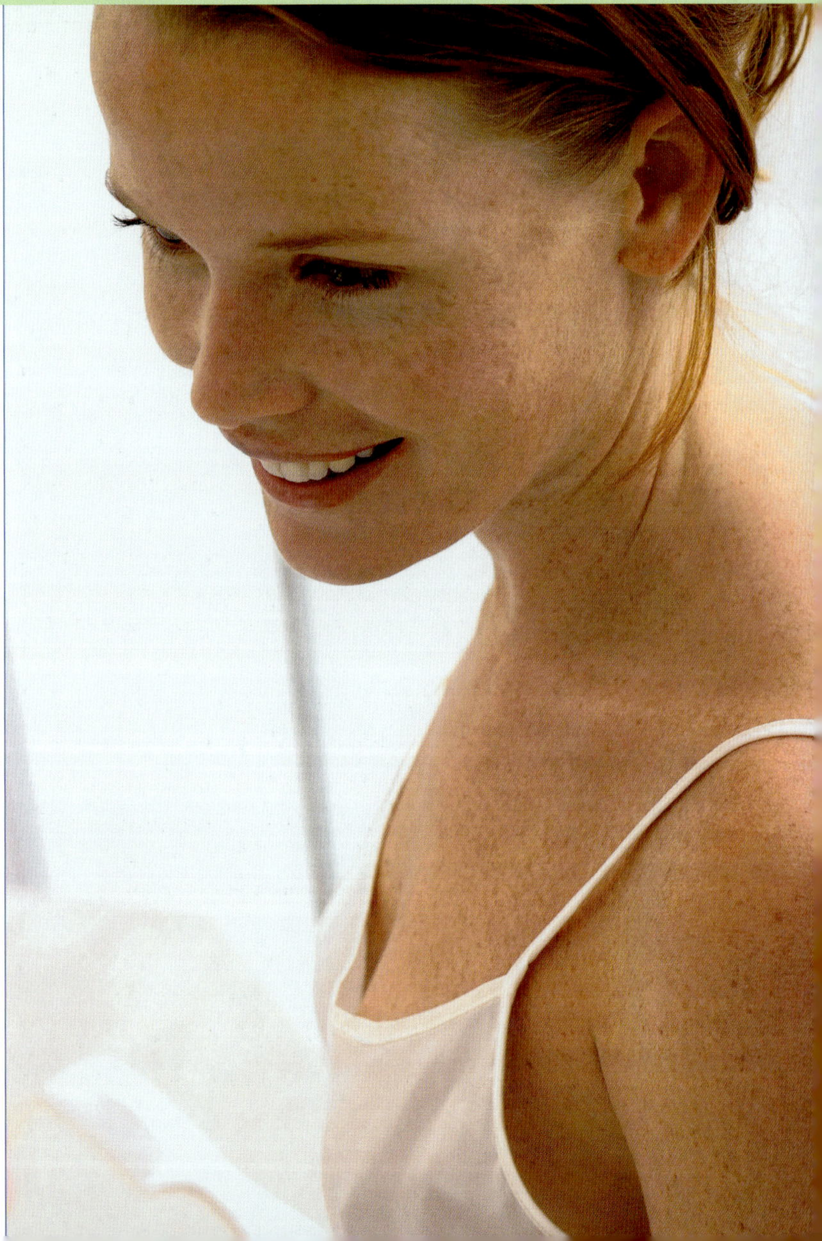

Von Kopf bis Fuß

Der Saft des unscheinbaren Dickblattgewächses steht in dem Ruf, die Haut zu verjüngen und Fältchen quasi auszuradieren. Da verwundert es kaum, dass auf vielen Cremetiegeln und Bodylotions, Haarshampoos und Kurpackungen, wie sie von industriellen Herstellern angeboten werden, der verheißungsvolle Aufdruck »mit Aloe vera« prangt. Der Saft der Sukkulente ist in letzter Zeit zu einer echten Modesubstanz geworden.

In den oft aufwändigen Verpackungen industrieller Fertigkosmetik stecken meist nur 0,5 bis 3 % Aloe vera. In so winzigen Mengen aber kann die Wüstenlilie ihre Wirkung kaum entfalten. Viel Geld also für wenig Pflegekraft!

Aloe vera in Kosmetika

Doch Achtung: Seien Sie misstrauisch, und lassen Sie sich nicht von verlockenden Werbeslogans blenden! Oftmals steckt in solchen Produkten nur ein winziges Quäntchen des teuren Rohstoffs – einzig und allein, damit man es später auf der Packung ausloben kann. Gleichzeitig enthalten solche Kosmetika zum Teil Erdölprodukte, die den Teint verkleben, statt ihn zu nähren, Konservierungsmittel, die Falten machen, statt sie zu glätten, oder Farbstoffe, die die Haut reizen, statt Reizungen zu lindern. Das heißt jedoch noch lange nicht, dass jede fertig gekaufte Creme uns zwangsläufig alt aussehen lässt. Es gibt hervorragende Kosmetika, in denen hochwertige Pflanzenöle und andere pflegende Natursubstanzen mit schonend gewonnenem Aloe-vera-Gel kombiniert sind. Da auch die Hersteller von guter Naturkosmetik nicht ganz ohne Konservierungsmittel auskommen, setzen sie auf die stabilisierende Wirkung von Biosubstanzen wie z. B. Vitamin C und E und verzichten weitgehend auf synthetische Zusatzstoffe.

Die Deklaration der Inhaltsstoffe

Vor einigen Jahren haben die Europäer mit den US-Amerikanern gleichgezogen und die Deklaration der Inhaltsstoffe von Kosmetika

Wenn Sie eine Marke nicht vertragen, versuchen Sie ruhig noch einmal ein anderes Präparat, denn manchmal sind nicht die Inhaltsstoffe der Aloe vera, sondern das verwendete Konservierungsmittel Grund für die allergische Reaktion.

verbindlich vorgeschrieben. Dies ist sicherlich eine begrüßenswerte Entwicklung. Doch selbst wenn die Zutaten deklariert sind, hilft das dem Konsumenten nicht immer weiter. Da einheitliche Richtlinien fehlen, nutzen einige Hersteller nämlich die Gelegenheit, synthetische Stoffe durch Phantasiebezeichnungen zumindest dem Klang nach dem Reich der Natur näher zu rücken. Man muss also schon ein Profi im Lesen von Produktinformationen sein, um sich im Dschungel der Formulierungen zurechtzufinden. So ist gerade der Kauf von Präparaten zur Schönheitspflege Vertrauenssache. Wollen Sie auf Nummer Sicher gehen, empfiehlt es sich, auch bei Kosmetika auf die Qualitätssiegel zu achten, die für die Güte des verarbeiteten Aloe-vera-Grundstoffs garantieren (siehe Seite 57ff.). Das wachsende Interesse an möglichst natürlichen Pflegeprodukten hat zu einem unüberschaubaren Angebot an Naturkosmetika geführt. Um sicherzustellen, dass auch wirklich »Natur« drin ist, wo »Natur« draufsteht, vergibt der Bundesverband Deutscher Industrie- und Handelsunternehmen (BDIH) ein Siegel für Produkte, die

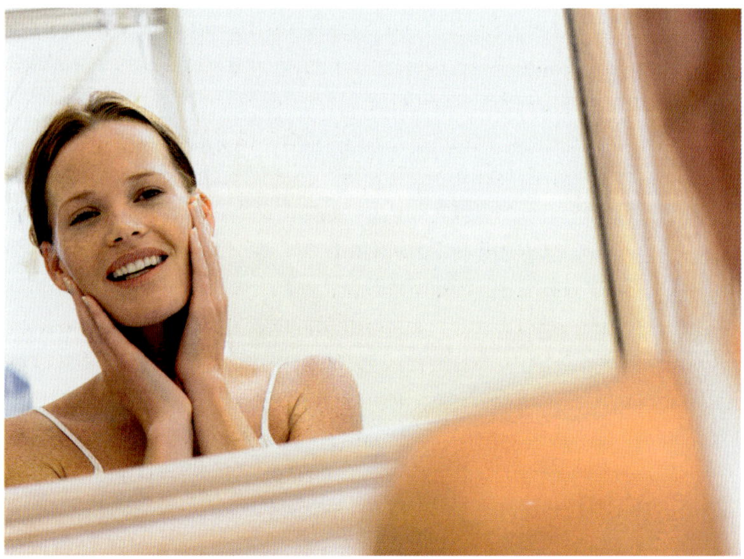

Dank ihrer pflegenden und hautstraffenden Eigenschaften ist die Aloe ein ideales Kosmetikum.

unter Einhaltung strenger Auflagen bezüglich Rohstoffauswahl und Qualität hergestellt wurden (www.kontrollierte-naturkosmetik.de). Oft wird auf Kosmetikprodukten auch mit Zertifikaten des Instituts Dermatest (www.dermatest.de) geworben. Es handelt sich hier um ein Auftragslabor in Münster, das die verschiedensten dermatologischen Testungen durchführt, um die Wirksamkeit und Verträglichkeit von Kosmetikpräparaten zu kontrollieren. Ein allgemein gültiges Qualitätssiegel aber gibt das Institut nicht heraus: Es wird jeweils nur das geprüft, was der Kosmetikhersteller in Auftrag gibt – und das oft nur an wenigen Probanden. Also besser genau nachlesen.

Um Ihnen die Auswahl zu erleichtern, finden Sie im Bezugsquellenverzeichnis (siehe Umschlaginnenseiten) die Anschriften seriöser Hersteller von Gesichts- und Körperpflegeprodukten.

Auch die Natur hat ihre Tücken

Der landläufigen Meinung zufolge ist alles, was rein pflanzlich ist, gleichzeitig auch gesund und nebenwirkungsfrei. Dabei wird oft übersehen, dass auch im Pflanzenreich das Prinzip des »Friss oder stirb« gilt und es dort beileibe nicht immer nur mit friedlichen Mitteln zugeht. Um überleben zu können, müssen sich Pflanzen schützen. Sie tun es mit allerhand Düften, Farben und Sekreten, die eine gehörige Portion Reizstoffe oder gar Gifte enthalten können. Bei der Aloe steckt diese Verteidigungswaffe in der Faserschicht unter der Blattrinde. Der gelbliche Saft birgt Bitterstoffe wie Aloin und Aloe-Emodin, die Haut und Schleimhäute reizen können.

So gibt es, wie schon im Abschnitt über die Nahrungsergänzung erläutert, zwei Möglichkeiten, die Wüstenpflanze für die Kosmetik nutzbar zu machen: Entweder die Blätter werden von Hand filetiert, sodass es gar nicht erst zu einer Verunreinigung des Gels mit dem gelben Saft kommt, oder es wird ein Ganzblattextrakt gewonnen, aus dem das Aloin und andere Bitterstoffe mit Hilfe von modernen Filtrierungstechniken eliminiert wurden.

Info

Auch bei Kosmetika sollte auf der Zutatenliste »Aloe barbadensis« an erster Stelle stehen. Ist dort »Aqua« angegeben, geben Sie Ihr Geld für Wasser aus.

Auf die tägliche Pflege kommt es an

Die hautpflegenden und heilenden Eigenschaften der Aloe vera sind heute allseits anerkannt. Dennoch darf man nicht erwarten, dass ein paar Tropfen ihres Safts von heute auf morgen Wunder vollbringen. Auch mit dem allerbesten Pflegeprodukt lässt sich nicht über Nacht ungeschehen machen, was Belastung und Stress der Haut jahrelang angetan haben. Damit sich Erfolge einstellen können, bedarf es der täglichen Anwendung über längere Zeit hinweg. So wie der Körper auf regelmäßige Pflege und Ernährung angewiesen ist, wollen auch die Poren der Haut ständig gereinigt und mit Nahrung versorgt sein. Ohne Geduld läuft also auch hier so gut wie nichts.

Gründe für Hautprobleme gibt es viele. Falsche Ernährung, Rauchen und Alkoholgenuss können ebenso eine Rolle spielen wie mangelnde Pflege, zu fette Cremes oder Schwankungen im Hormonsystem. Sonnenbäder lassen die Haut vorzeitig altern, und Stress lässt sie fahl erscheinen. Die heilenden, regenerierenden Inhaltsstoffe der Aloe vera dringen tief in die Haut ein und helfen, Hautschäden zu reparieren.

Schönheit von innen und von außen

Neben einer regelmäßigen Pflege kann auch eine Nahrungsergänzung mit Aloe-vera-Trinksaft zu einem gesunden Hautbild beitragen. Sie unterstützt den natürlichen Reinigungs- und Entgiftungsprozess über den Darm, sodass weniger Schlacken auf dem Umweg über die Haut ausgeschieden werden müssen. Gleichzeitig fördert der Saft die Zellerneuerung von innen heraus. Die kurmäßige Anwendung im Frühling und im Herbst hat sich hier als besonders günstig erwiesen. Hierzu nehmen Sie über jeweils drei Monate hinweg – also von März bis Mai und von September bis November – als Ergänzung zu einer möglichst vollwertigen Ernährung zweimal täglich jeweils vor den Mahlzeiten ein bis zwei Esslöffel Aloe-vera-Trinksaft pur oder in Flüssigkeit verdünnt zu sich (siehe Seite 60ff.).

Die Haut – unser größtes Organ

Dass die Haut mehr als eine schöne Hülle ist, zeigt sich am deutlichsten bei schweren Verbrennungen: Ohne sie können wir schlichtweg nicht leben. Sie ist nicht nur ein hochsensibles, großflächiges Tastinstrument, sondern steht gleichzeitig als Ausscheidungsorgan

in einer Reihe mit Nieren, Darm und Lunge. Fällt eines davon aus oder stehen vermehrt Stoffwechselschlacken oder Gifte zur Ausscheidung an, so steigert sie automatisch ihr Arbeitspensum.
Vor diesem Hintergrund wird deutlich, wie wichtig eine Unterstützung der Hautfunktion ist. Das Schlimmste, was man ihr antun kann, ist, ihre Pforten zu blockieren, wie dies z. B. mit Schweißhemmern oder allzu fetten Cremes geschieht. Die Aloe vera hingegen unterstützt die Ableitung von Schweiß und befreit die Poren von abgestorbenen Hautzellen. Damit leistet sie einen wichtigen Beitrag zur Gesunderhaltung unseres größten Organs.

So wirkt das Wüstenwunder

- Enzyme sorgen dafür, dass abgestorbene Hautzellen schneller abtransportiert werden. Das lässt den Teint frischer erscheinen und sorgt für offene, reine Poren.
- Stoffwechselschlacken und Schweiß werden rascher abgeleitet; das macht Aloe-vera-Gel auch zu einem guten Deodorant.
- Eine der wichtigsten Eigenschaften der Aloe vera ist sicherlich ihre Fähigkeit, das Zellwachstum zu stimulieren und die Haut damit von innen heraus zu erneuern.
- Der pH-Wert des Aloe-vera-Gels entspricht in etwa dem der Haut. Damit stabilisiert es den natürlichen Säureschutzmantel.
- Aloe vera kann Feuchtigkeit binden. Als Wüstenpflanze liegt gerade hierin eine ihrer Stärken, und es scheint ihr zu gelingen, diese Fähigkeit auch in der menschlichen Haut zu entfalten. Wie und warum dies geschieht, ist bislang noch nicht eingehend erforscht. Dank der adstringierenden Wirkung hält das Gel die Haut elastisch und straff.
- Die in der Aloe enthaltenen Nährstoffe dringen tief in die Haut ein und entfalten dort ihre regenerierende Pflegewirkung. Doch Achtung: Bakterien und Schmutzteilchen können den Extrakt der Wüstenlilie leicht als Vehikel nutzen. Darum muss die Haut vor dem Auftragen von Aloe-Produkten gründlich gereinigt werden.

Die Aloe vera hat eine besondere Penetrationsfähigkeit, d. h., ihre Inhaltsstoffe dringen tiefer als andere in die Haut ein und entfalten dort ihre regenerierende Wirkung auf die Zellen. Dabei werden Hautschäden nicht nur optisch kaschiert, sondern tatsächlich bis zu einem gewissen Maß repariert. Deswegen spricht man hier vom so genannten Repaireffekt.

Naturkosmetik selbst gemacht

Für alle, die nur gelegentlich Kosmetik selbst rühren, empfehlen sich fertige Sets, in denen alle benötigten Zutaten in der richtigen Menge zusammengestellt sind. Da bleiben keine Reste übrig, die sonst doch nur im Regal verderben würden (siehe Bezugsquellen in den Umschlaginnenseiten).

Dass sich selbst gerührte Kosmetik wachsender Beliebtheit erfreut, ist sicher nicht zuletzt auf das zunehmend kritische Käuferverhalten zurückzuführen. Immer mehr Menschen möchten einfach wissen, was in einem Präparat enthalten ist, bevor sie es an ihren Körper heranlassen. Und das lässt sich am ehesten erreichen, wenn die Zutaten am heimischen Herd gemischt werden. Außerdem macht das großen Spaß.

Rohstoffe

- Aloe-vera-Gel ist nichts anderes als reiner, von Aloin und anderen reizenden Bitterstoffen befreiter Aloe-vera-Saft. Nur wenn ein so genannter Gelbildner zugesetzt ist, nimmt das Gel eine gallertartige Konsistenz an. Dadurch wird die Haftung des Produkts auf der Haut verbessert. Im Rohstoff für selbst gerührte Kosmetika ist Gelbildner hingegen eher störend (Packungsaufschrift lesen!).

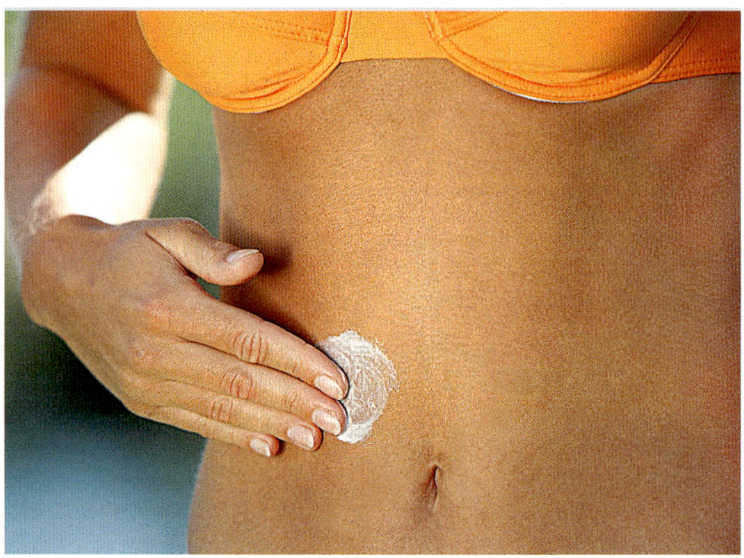

Durch die Wüstenlilie wird gerade auch strapazierte Haut (z.B. nach dem Sonnenbad) straffer, fester und feiner, weil ihre Wirkstoffe bis in die tieferen Hautschichten vordringen.

- Aloe-vera-Konzentrat ist konzentrierter Saft, von dem eine entsprechend geringere Menge zugesetzt werden muss. Handelsüblich ist eine Konzentration von 10 : 1.
- Aloe-vera-Pulver wurde das Wasser durch Gefrier- oder Sprühtrocknung völlig entzogen. Übliche Konzentrationen sind hier 100 : 1 oder 200 : 1.
- Aloe-vera-Öl ist ein Mazerat aus dem frischem Blattmark in einem Basisöl, z. B. Jojoba oder Süßmandel. Sie können es entweder fertig kaufen oder selbst herstellen (siehe Seite 101).

Jedem das Seine – auch bei der Hautpflege

Jeder Mensch ist anders, und zudem ändert er sich ständig – eine Tatsache, die nicht nur in unterschiedlichen Hauttypen, sondern auch in einem ständig wechselnden Hautbild zum Ausdruck kommt. Stress und Sorgen, falsche Ernährung und chronischer Schlafmangel hinterlassen ebenso ihre Spuren in unserem Gesicht wie Smog und trockene Heizungsluft. Jeder reagiert anders, und so kann es die richtige Pflege für jeden nun einmal nicht geben. Verlassen Sie sich auf Ihr eigenes Empfinden und nehmen Sie von Zeit zu Zeit einen Hautcheck vor. Seien Sie bei der Bewertung Ihres Hautbilds flexibel. Nur weil Sie einmal zu fettiger oder trockener Haut geneigt haben, muss das nicht immer so sein. Vielleicht braucht Ihre Haut im Sommer weniger Fett und dafür mehr Feuchtigkeit als im Winter. Vielleicht hat sie auch im stressigen Berufsalltag andere Bedürfnisse als in den Ferien.

Die drei Schritte der täglichen Hautpflege:

- Reinigen
- Tonisieren
- Nähren

Reinigen

Eine gute Hautpflege fängt immer mit der gründlichen Reinigung an. Schweiß, Talg und abgestorbene Hautzellen müssen täglich entfernt werden, damit die Poren nicht verstopfen, was lästige Mitesser und Pickel hervorrufen könnte. Gleichzeitig wird bei der Reinigung die Durchblutung angeregt und die Haut aufnahmefähig für Nährstoffe gemacht. Die Aloe vera hat zwar hervorragende pflegende

Zur Tiefenreinigung können Sie sich einmal wöchentlich ein Meersalzpeeling gönnen. Dazu den Teint mit Wasser benetzen, mit angefeuchteten Fingerspitzen etwas feinkörniges Meersalz aufnehmen und sanft in die Haut einmassieren. Anschließend mit warmem Wasser abnehmen.

Eigenschaften, ihre Anwendung in der Reinigungsphase ist jedoch aus zweierlei Gründen nicht anzuraten: Zum einen ist es reine Verschwendung, den kostbaren Stoff auf das Gesicht aufzutragen, nur um ihn sofort wieder abzuwaschen. Zum anderen würde die Aloe vera, wie wir gesehen haben, bei ausreichender Einwirkzeit tief in die Haut eindringen und könnte dabei Keime mit einschleusen. Sie sollte also immer erst nach der Reinigung aufgetragen werden. Welches Präparat Sie zur Reinigung verwenden, hängt ganz von Ihrer individuellen Verträglichkeit ab. Manche kommen hervorragend mit einer milden Seife und reichlich warmem Wasser zurecht, bei anderen trocknet dies die Haut völlig aus. Sie benutzen besser eine auf ihren Hauttyp abgestimmte Reinigungsmilch oder Waschlotion. Am besten, Sie probieren einfach aus, was für Sie das Richtige ist. Um das natürliche Hautmilieu nicht permanent zu stören, empfiehlt es sich jedoch generell, morgens nur lauwarmes Wasser zu verwenden und erst abends gründlich zu reinigen, um Staub und Schweiß zu entfernen.

Kräuter für jeden Hauttyp

Hauttyp	Blütenwasser/Kräuteraufguss	Ätherisches Öl
Normal	Rosenblüten	Geranie, Rose, Bergamotte
Trocken	Lindenblüten, Kamillenblüten, Rosenblüten, Hagebutte	Neroli, Geranie, Rose
Fett	Rosmarin, Orangenblüten	Teebaum, Zitrone, Bergamotte
Unrein	Salbei, Hamamelis	Teebaum, Lavendel
Empfindlich	Kamillenblüten	Römische Kamille
Anspruchsvoll	Lindenblüten, Kamillenblüten, Rosenblüten, Hagebutte	Rose, Weihrauch, Neroli, Myrrhe, Karottensamen

Tonisieren

In dieser Pflegephase kommt die Wirkung der Wüstenlilie voll zum Tragen, denn die frisch gereinigte Haut ist besonders aufnahmefähig. Sie können den Saft entweder pur auftragen (das geht besonders gut, wenn Sie ihn in einen kleinen Zerstäuberflakon einfüllen und einfach aufsprühen) oder aber ein Gesichtswasser herstellen.

Basisrezept für ein Gesichtswasser

Zutaten 40 ml Blütenwasser oder Kräuteraufguss nach Hauttyp, 40 ml Aloe-vera-Saft, 20 ml 96-%iger Weingeist (außer bei trockener, empfindlicher Haut), 2 Tropfen ätherisches Öl je nach Hauttyp

Zubereitung Die Zutaten in eine saubere, dunkle Glasflasche füllen und gut verschütteln.

Nähren

Nachdem die Haut gründlich gereinigt und tonisiert ist, folgt die nährende Pflege. Morgens empfiehlt sich für alle Hauttypen eine leichte Creme auf der Basis eines schnell einziehenden Öls wie Süßmandel oder Aprikosenkern. Auch Jojoba ist für jeden Hauttyp geeignet. Abends darf die Creme etwas schwerer sein. Welches Öl für Sie das beste ist, entnehmen Sie bitte der Tabelle auf Seite 90. Ob beim Reinigen, Tonisieren oder Nähren: Behandeln Sie stets Hals und Dekolletee mit. Ihre Haut wird es Ihnen danken.

Die zwei Phasen der Cremeherstellung

Fast könnte man sagen, bei der Herstellung von Kosmetika ginge es darum, ein Gesetz der Natur auf den Kopf zu stellen, gilt es doch, Fett und Wasser, die sich im Normalfall abstoßen wie gleiche Magnetpole, so zu verbinden, dass ein Präparat von mehr oder weniger sahniger Konsistenz entsteht. Hierzu werden die so genannte Fett- und Wasserphase getrennt erhitzt und nach und nach unter ständigem Rühren gemischt, bis die Komponenten zur Creme emulgieren.

Tipp t

Einen Kräuteraufguss für Ihr persönliches Gesichtswasser können Sie ganz leicht selbst zubereiten. Sie geben dazu 1 bis 2 Teelöffel Kräuter oder Blüten in ein Schraubglas, übergießen sie mit kochendem Wasser, lassen sie über Nacht ziehen und seihen sie durch einen Kaffeefilter ab.

Blütenwasser, auch Hydrolat genannt, entsteht als Nebenprodukt bei der Destillation ätherischer Öle. Sie bekommen es im einschlägigen Versandhandel (Adressen siehe Umschlaginnenseiten) oder überall dort, wo es Aromaöle gibt.

Praktische Anleitung

- Die Fettphase abwiegen und in ein hohes, hitzefestes Rührgefäß aus Glas füllen. Im Wasserbad so lange erhitzen, bis die Zutaten geschmolzen sind (ca. 70 °C). Das Gefäß aus dem Wasserbad nehmen.
- Die Wasserphase ebenfalls auf etwa 70 °C erhitzen. Mit dem Handrührgerät auf Stufe 3 löffelweise in die Fettphase einrühren. So lange weiterrühren, bis die Creme oder Lotion handwarm geworden ist.
- Wirkstoffzusätze wie Aloe-vera-Konzentrat, Vitamin E oder ätherische Öle werden erst jetzt zugegeben.

Basisrezept I für eine Creme

Zutaten Fettphase 4 g Bienenwachs, 6 g Kakaobutter, 25 g Pflanzenöl je nach Hauttyp
Wasserphase 20 g stilles Mineralwasser

Pflegende Pflanzenöle

Hauttyp	Pflanzliches Öl
Normal	Süßmandel, Haselnuss, Macadamianuss
Trocken	Jojoba, Avocado, Haselnuss, Olive
Fett	Traubenkern, Aprikosenkern, Pfirsichkern, Distel
Unrein	Traubenkern, Aprikosenkern, Pfirsichkern, Borretsch, Sonnenblume
Empfindlich	Jojoba, Kamelie
Anspruchsvoll	Avocado, Sesam, Jojoba, Kürbiskern, Nachtkerze (in 10- bis 20-%iger Mischung mit anderen Ölen), Hagebutte (ebenfalls als Zusatz zu anderen Ölen)

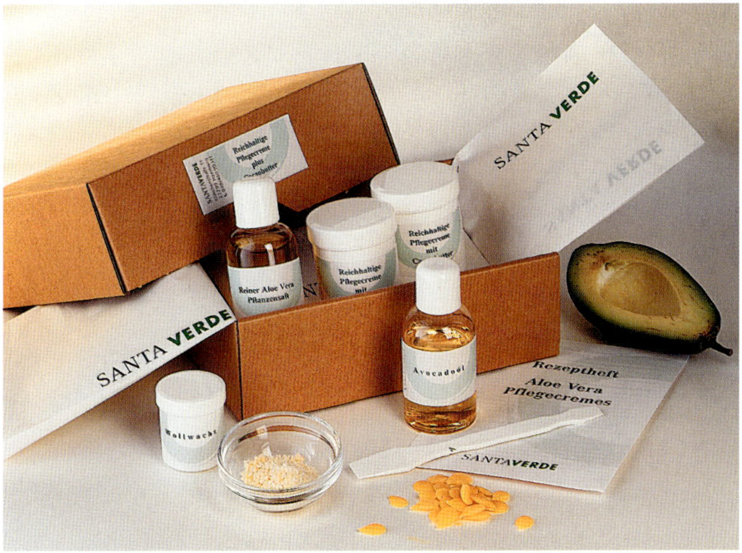

Fertige Sets sind eine gute Alternative für alle, die Kosmetika nur gelegentlich selbst rühren möchten (Bezugsquellen siehe Umschlaginnenseiten).

Wirkstoffe 5 g Aloe-vera-Konzentrat 10 : 1 oder 1 Messerspitze Aloe-vera-Pulver 200 : 1, 2 Tropfen ätherisches Öl je nach Hauttyp
Zubereitung für alle Basisrezepte Siehe Anleitung Seite 90

Basisrezept II für eine Creme

Zutaten Fettphase 5 g Tegomuls, 30 ml Pflanzenöl je nach Hauttyp
Wasserphase 25 g stilles Mineralwasser
Wirkstoffe 5 g Aloe-vera-Konzentrat 10 : 1 oder 1 Messerspitze Aloe-vera-Pulver 200 : 1, 2 Tropfen ätherisches Öl je nach Hauttyp

Basisrezept III für eine Creme

Zutaten Fettphase 5 g Lamécreme, 40 g Pflanzenöl je nach Hauttyp
Wasserphase 50 g stilles Mineralwasser
Wirkstoffe 5 g Aloe-vera-Konzentrat 10 : 1 oder 1 Messerspitze Aloe-vera-Pulver 200 : 1, 2 Tropfen ätherisches Öl je nach Hauttyp

Sauberkeit ist bei der Cremeherstellung oberstes Gebot! Wischen Sie alle Geräte vor dem Gebrauch mit Alkohol aus. Verwenden Sie nur Geräte oder Schüsseln aus Glas, Keramik oder Edelstahl. Entnehmen Sie die fertige Creme mit sauberen Händen oder einem Spatel aus dem Tiegel.

Die Menge macht's

Aloe vera ist in Kosmetika erst ab einem Gehalt von ca. 30 % wirksam. Um diesen Anteil zu erreichen, können Sie beim Selbstrühren die Wasserphase komplett durch Aloe-vera-Trinksaft ersetzen. Nachteil: Beim Erhitzen werden bestimmte Inhaltsstoffe – so auch die Enzyme – zerstört. Daher enthalten die oben beschriebenen Rezepte Aloe-vera-Konzentrat (flüssig oder in Form von gefriergetrocknetem Pulver), das in die abgekühlte Creme eingerührt wird. Wer Konzentrate nicht mag, für den ist die nachfolgende Rezeptur genau das Richtige, denn hier kann der Aloe-vera-Saft kalt zugesetzt werden. Das Ganze ist zwar etwas komplizierter in der Ausführung, doch die Mühe lohnt sich, denn die Creme ist nicht nur von der Zusammensetzung her optimal, sondern auch wunderbar geschmeidig. Die Zutaten gibt es nicht nur einzeln im Kosmetikrohstoffhandel, sondern auch fertig zusammengestellt (siehe Bezugsquellen in den Umschlaginnenseiten), sodass keine Reste übrigbleiben.

In der Kosmetikbranche wird zwischen so genannten Stay-on- und Rinse-off-Produkten unterschieden. Erstere verbleiben auf der Haut (z. B. Gesichtswasser oder Creme), während letztere abgewaschen werden (z. B. Haarshampoo oder Reinigungsmilch). Aloe vera entfaltet ihre pflegende Wirkung nur, wenn sie in die Haut einziehen kann; in Produkten, die gleich wieder abgespült werden, ist sie unwirksam.

Warmgerührte Aloe-vera-Creme mit Avocadoöl

Zutaten Fettphase 7,6 g Bienenwachs, 7,6 g Wollwachsalkohol, 80 g Avocadoöl

Wasserphase 100 g reiner Aloe-vera-Saft

Zubereitung Bienenwachs, Wollwachsalkohol und Avocadoöl im Wasserbad erwärmen, bis eine durchsichtige Schmelzflüssigkeit entsteht. Dann die Schüssel aus dem Wasserbad nehmen und so lange rühren, bis die Flüssigkeit milchig wird und sich die Masse mitsamt der Rührschüssel auf gute Handwärme abgekühlt hat. Nun den Aloe-vera-Saft portionsweise zusetzen und sofort verrühren, bis eine cremige Emulsion entsteht – am besten mit einem Elektrorührgerät. Damit die Creme schön sahnig und geschmeidig wird, empfiehlt es sich, die Masse über Nacht gut abgedeckt in der Rührschüssel stehen zu lassen, sie am nächsten Tag noch einmal gründlich durchzurühren und sie erst dann in Cremetiegel abzufüllen.

Extrapflege zum Verwöhnen

So wie der ganze Mensch ab und zu Urlaub braucht, verlangt auch die Haut von Zeit zu Zeit nach Pause und besonderer Zuwendung. Eine Aloe-vera-Maske oder -Packung ist hier genau das Richtige. Einmal pro Woche oder vor »großen Auftritten« aufgetragen, bringt sie den Teint zum Strahlen.

Maske oder Packung?

Eine Packung bleibt nach dem Auftragen luftdurchlässig. Sie ist stets porös und muss nicht unbedingt nass abgenommen werden. Meist werden die Reste der Packung einfach mit einem Zellstofftuch abgewischt. Packungen wirken je nach den verwendeten Zutaten pflegend, erfrischend, entzündungshemmend, adstringierend oder auch porenerweiternd. Sie können beliebig oft aufgetragen werden.

Eine Maske lässt nach dem Trocknen keine Luft mehr durch. Sie muss nach der Einwirkungszeit immer mit Wasser oder einer nassen Kompresse abgenommen werden. Anders als Packungen wirken Masken stark durchblutend und straffend, manchmal aber auch nährend und beruhigend. Sie sollten nicht allzu häufig – höchstens einmal in der Woche – angewandt werden.

- Antistresspackung auf Quarkbasis

3 Esslöffel Quark mit 3 Esslöffeln Aloe-vera-Saft glatt rühren, 1 Hand voll frische, fein gehackte Petersilie untermischen, auf die gereinigte Haut auftragen und 30 Minuten lang einwirken lassen.

- Peelingpackung auf Weizenmehlbasis

3 Esslöffel ungebleichtes, grobes Weizenmehl mit etwa 3 Esslöffeln Aloe-vera-Trinksaft und 1 Esslöffel angewärmtem Honig zu einem glatten Brei verrühren, auf die gereinigte Haut auftragen und nach 15 Minuten abwaschen.

- Aloe-vera-Frischgelmaske

3 etwa 3 Zentimeter breite Aloe-vera-Blattstücke abschneiden, die dornigen Ränder abtrennen, quer halbieren, mit der Gelseite nach

Tipp

Aloe-vera-Packungen lassen sich mit den verschiedensten Zutaten herstellen, die mit Flüssigkeit angerührt werden können: Quark, Weizen- oder Hafermehl, fein gemahlene Mandeln, Mandelkleie (mit oder ohne Seesand), Heilerde usw.
Ein Eigelb oder ein Schuss Sahne machen den Brei sämiger und schenken der Haut eine Extraportion Nährstoffe.

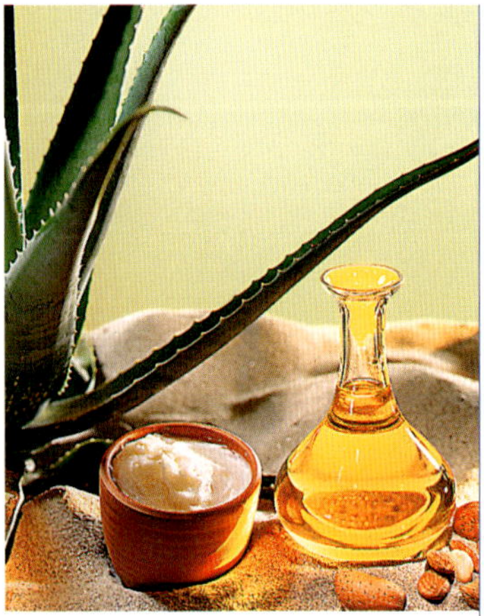

Aloe vera bietet Wohlfühlpflege von Kopf bis Fuß.

unten auf Wangen, Stirn, Kinn und Nasenflügel auflegen. Mit einer feuchtwarmen Mullbinde fixieren. Etwa 15 Minuten lang einwirken lassen.

- Frischgelmaske mit Honig

Ein ca. 10 cm langes Stück Aloe-vera-Blatt filetieren (siehe dazu Seite 30f.), das Filet mit dem Messer in kleine Stückchen hacken, dann durch ein feines Küchensieb streichen. 1 Teelöffel Honig und 2 Esslöffel Quark vorsichtig unterrühren, bis ein sämiger Brei entsteht. Gesicht, Hals und Dekolletee gründlich reinigen, dann die Masse gleichmäßig darauf verstreichen. 10 Minuten einwirken lassen. Mit lauwarmem Wasser abwaschen.

- Cremepackung

Tragen Sie eine selbst gerührte Gesichtscreme auf Aloe-vera-Basis (Rezepte siehe Seite 90ff.) messerrückendick auf die gereinigte Haut auf und lassen Sie sie mindestens 30 Minuten lang einwirken. Anschließend nehmen Sie die überschüssige Creme mit einem Zellstofftuch ab.

- Schwedische Schönheitspackung

2 EL Aloe-vera-Gel (ohne Gelbildner) gut mit 1 EL Honig vermischen. 3 EL Quark unterrühren. Die Packung auf Gesicht und Hals aufstreichen und etwa 15 Minuten einwirken lassen.

- Avocadopackung für trockene, spröde Haut

Das Fruchtfleisch von 1 reifen, weichen Avocado mit der Gabel zerdrücken, mit 3 EL Aloe-vera-Gel (ohne Gelbildner) zu einer streichfähigen Paste verrühren und mit einigen Tropfen Zitronensaft vermischen. Die Packung auf Gesicht und Hals auftragen, 20 Minuten einwirken lassen und dann warm abwaschen.

Genehmigen Sie sich, während die Maske oder Packung einwirkt, eine Auszeit. Legen Sie sich hin, und hören Sie Musik, oder entspannen Sie sich in der Badewanne.

- Eiweißmaske

1 Eiweiß zu Schnee schlagen. 3 EL Bienenhonig mit 2 EL Aloe-vera-Gel vermischen und mit 2 EL ungebleichtem Hafermehl zu einem Brei verrühren. Die Maske auf die gereinigte Haut auftragen und etwa 30 Minuten lang einwirken lassen. Erst mit heißem, am Ende mit einem Schuss kalten Wasser abspülen.

Hinweis Eiweißmasken spannen beim Trocknen auf der Haut und wirken stark porenverengend. Sie sind genau das Richtige, um müde Haut munter zu machen. Bei fetter, schlecht durchbluteter oder alternder Haut können Sie die Maske auch mit etwas angewärmtem Zitronenwasser abwaschen. Das bringt den Hautstoffwechsel so richtig auf Touren.

Erfrischendes Gel

Wer keine Zeit oder Lust zum Rühren von Cremes und Lotionen hat und nicht auf eine Aloe-vera-Pflegeserie umsteigen möchte, kann dennoch von der pflegenden Wirkung der Sukkulente profitieren. Tragen Sie einfach morgens und abends auf das gereinigte Gesicht bis hinunter zum Dekolletee etwas Gel auf. Entweder Sie verwenden ein gutes Präparat mit Gelbildner, dessen Aloe-vera-Gehalt möglichst über 95 % liegen sollte. Es lässt sich gut auf der Haut verteilen und zieht rasch ein. Oder Sie benutzen das reine, flüssige Aloe-vera-Gel. Es lässt sich gut mit einem Wattebausch auftragen oder mit einem kleinen Zerstäuberflakon aufsprühen. Sobald das Gel eingezogen ist, können Sie sich wie gewohnt eincremen.

Für all jene, die trockene Beine, aber keine Lust zum täglichen Eincremen haben, hat sich die Firma Kunert etwas Originelles einfallen lassen: Sie entwickelte »Legs Care«, eine mit Aloe-vera-Extrakt imprägnierte Strumpfhose, die ihre pflegende Wirkung in Kontakt mit Körperwärme entfaltet.

Wohltat für den ganzen Körper

Was für das Gesicht gut ist, bringt auch dem Körper Segen. Hören Sie also mit der Aloe-vera-Pflege nicht an der Halslinie auf. Pur oder in einer Körperlotion eingearbeitet, glättet das Gel die Haut, lässt kleinere Verletzungen (auch Mückenstiche!) besser heilen und macht schuppige, raue Stellen zarter. Hautprobleme wie Ekzemneigung oder Unreinheiten werden gelindert oder ganz zum Verschwinden gebracht. Hierzu braucht es jedoch ein wenig Geduld.

Körperlotion mit Aloe vera

Zutaten 50 ml Aloe-Ölauszug (fertig gekauft oder selbst zubereitet, siehe Seite 101), 25 ml schnell einziehendes Pflanzenöl,

10 ml Weizenkeimöl, 15 ml Tween 80, 5 Tropfen Teebaumöl, 3 Tropfen Neroli- oder Geranienöl

Zubereitung und Anwendung Die Öle mit dem Tween 80 in eine Glasschale gießen und verrühren. Die ätherischen Öle untermischen. In eine Flasche füllen. Vor Gebrauch gut schütteln. Nach dem Duschen oder Baden in die noch feuchte Haut einmassieren.

Tipp für Eltern: Das Körpertonikum in einen Sprühflakon füllen und für den Notfallpack mitnehmen. Ob Mückenstich, Schürfwunde oder drohender Sonnenbrand – Aloe vera ist optimal für die erste Hilfe geeignet.

Körpertonikum mit Aloe vera

Zutaten 150 ml Rosenwasser, 2 g Alaunpulver, 5 Tropfen ätherisches Wildrosenöl, 10 ml Alkohol (70 %), 50 ml Aloe-vera-Gel (ohne Gelbildner)

Zubereitung und Anwendung Etwas von dem Rosenwasser abnehmen, erwärmen und das Alaunpulver darin lösen. Das Wildrosenöl in Alkohol lösen. Anschließend beide Flüssigkeiten mit dem restlichen Rosenwasser und dem Aloe-Gel kräftig verschütteln und in eine dunkle Flasche füllen. Im Sommer nach der Dusche aufgetragen, wirkt dieses Tonikum wunderbar belebend. Durch das Alaunpulver ist es zudem leicht adstringierend und desodorierend.

Luxus pur

Wer je in einer Schönheitsfarm war, weiß um die wohltuenden Wirkungen von Körperpackungen. Anders als eine Gesichtspackung sollte die Ganzkörpervariante möglichst über Nacht einwirken und nicht mehr abgewaschen werden. Am besten, man trägt sie nach einem entspannenden Bad auf, wickelt sich in ein Bettlaken und legt sich so ins Bett. Am nächsten Morgen ist die Haut zart und weich, glatt und geschmeidig.

Körperpackung mit Aloe vera

Zutaten 1 Eigelb, 4 EL süßes Mandelöl, 4 EL Aloe-vera-Ölauszug (fertig gekauft oder selbst gemacht, Rezept siehe Seite 101), 2 EL Weizenkeimöl, 1 Spritzer Zitronensaft, 1/2 TL Obstessig, 4 Tropfen ätherisches Melissenöl

Zubereitung und Anwendung Das Eigelb in eine kleine Rührschüssel geben und die Öle mit Ausnahme des Melissenöls anfangs tropfen-, dann teelöffelweise darunterrühren, sodass eine mayonnaiseartige Masse entsteht. Zuletzt den Zitronensaft, den Obstessig und das ätherische Melissenöl zufügen und unterrühren. Den Körper von Kopf bis Fuß verschwenderisch mit dieser goldgelben, sahnigen Packung einreiben; dabei raue und rissige Hautstellen an Knien oder Ellenbogen besonders großzügig bedenken.

Diese Packung ist für jeden Hauttyp geeignet. Eine besondere Wohltat ist sie bei trockener und spröder Haut, als Kur nach dem Urlaub in sonnigen Breiten und als Extrastreicheleinheit im Rahmen eines Frühjahrsfitnessprogramms.

Nie mehr Körpergeruch

Schwitzen ist ein völlig normaler und wünschenswerter Prozess, der dem Körper Kühlung bringt und Stoffwechselprodukte aus dem Körper ausleitet. Unangenehm wird dieser Ausscheidungsprozess erst, wenn sich der Schweiß zersetzt. Dann erst entwickelt sich nämlich sein strenger Geruch.

Die Wüstenlilie pflegt nicht nur, sie ist zudem auch ein natürliches Deodorant. Im Gegensatz zu vielen anderen handelsüblichen Produkten unterdrückt sie nicht die normalen Ausscheidungsfunktionen der Haut, sondern fördert die Schweißableitung und sorgt mit ihrer leicht bakteriziden Wirkung dafür, dass sich erst gar kein unangenehmer Geruch bilden kann. Der entsteht nämlich erst, wenn der Schweiß durch Bakterien zersetzt wird.

Gewöhnen Sie sich an, beim Umgang mit Reinigungsmitteln Gummihandschuhe zu tragen. So wie pflegende Wirkstoffe in die Haut eindringen, bleiben auch die Inhaltsstoffe von Meister Propper & Co. nicht an der Oberfläche.

Pflegetipps für Hände und Füße

Hände sind wie Visitenkarten. Man muss nicht einmal die Linien deuten können, um in ihnen zu lesen: Rau und rissig? Frondienst im Haushalt! Oder zerschunden? Gartenarbeit! Wer solch verräterische Zeichen vermeiden will, dem hilft die Sukkulente aus der Wüste. Eine Massage mit Aloe-Ölauszug (siehe Seite 101) tut strapazierten

Händen gut. Reiben Sie auch das Nagelbett und die Nägel sorgfältig damit ein. Und auch die Füße freuen sich über ein paar pflegende Streicheleinheiten. Aloe-vera-Gel (mit oder ohne Gelbildner) kühlt und desinfiziert. Es lindert Schmerzen nach langem Stehen, gibt der Haut Feuchtigkeit und reguliert den Fußschweiß. Ein weiterer Vorteil: Bei regelmäßiger Pflege wird die Haut besser durchblutet und widerstandsfähiger gegen Fußpilz.

Wenn Sie Ihren Füßen etwas besonders Gutes gönnen möchten, können Sie sie auch mit einer speziellen, feuchtigkeitsspendenden Packung verwöhnen.

Wenn etwas von der Packung übrig bleibt: Auch die Hände freuen sich über ein paar Extranährstoffe. Massieren Sie die Mischung auch gut in die Nagelhaut ein, um mögliche Risse und Verletzungen heilen zu lassen.

Javanesische Fußpackung

Ein etwa 10 Zentimeter langes Blattstück filetieren und im Mixer zermusen. Die Mischung in die gründlich gereinigten Füße einmassieren. Anschließend ein paar Tropfen ätherisches Lavendelöl zwischen den Handflächen verreiben und die inzwischen gut durchblutete Haut damit benetzen. Dann die Füße mit Bananenblättern

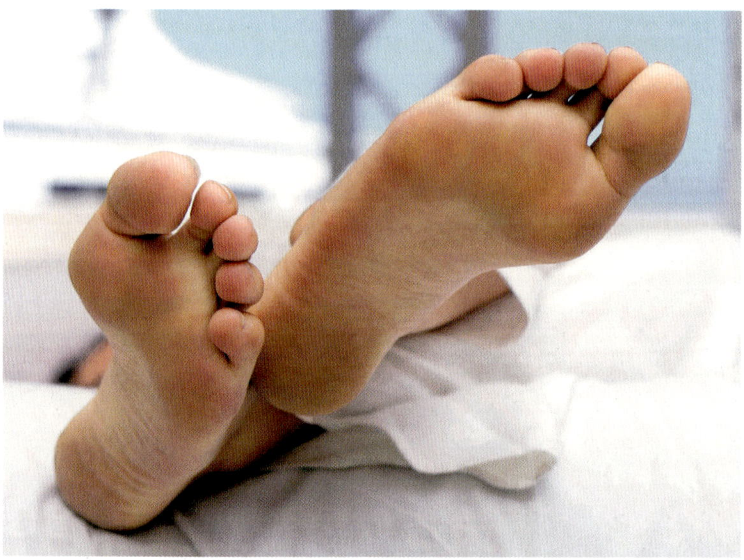

Eine Aloe-vera-Packung macht müde Füße munter.

(in Asiamärkten erhältlich) umwickeln, etwa 20 Minuten einwirken lassen. Warm abspülen. 1 Schuss Zitronensaft im Wasser bewirkt eine zusätzliche Vitalisierung.

Tipp Wenn Sie keine Bananenblätter bekommen können, erfüllt normale Frischhaltefolie den gleichen Zweck. Das Ganze ist dann nur nicht mehr ganz so stilvoll.

Gepflegtes Haar bis in die Spitzen

Glänzende, gut sitzende Haare sind ebenso ein Zeichen von körperlichem Wohlbefinden wie eine gesunde Haut. Durch stiefmütterliche Behandlung oder strapaziöse Prozeduren wie Färben und Dauerwellen, aber auch durch Sonnenbäder und Umweltgifte ist es bei vielen von uns leider mit der Pracht nicht allzu weit her.

Ist ein Haar erst einmal in seiner Struktur geschädigt, lässt sich daran nur wenig ändern. Pflegeprodukte können sich allenfalls an der Oberfläche anlagern und es rein optisch glätten. Reparieren können sie es nicht. Eine gute Pflege muss also immer an der Kopfhaut ansetzen. Damit die Haare kräftig wachsen und widerstandsfähiger werden, gönnen Sie ihnen einmal wöchentlich eine Haarpackung.

Haarshampoo auf Aloe-vera-Basis zu kaufen, ist wenig sinnvoll. Die Einwirkzeit ist einfach zu kurz, als dass sich die Wirkung entfalten könnte. Gönnen Sie sich lieber regelmäßig eine Haarpackung mit dem Gel des Dickblattgewächses.

Aloe-vera-Haarpackung

Zutaten 1/2 Tasse kaltgepresstes Oliven- oder Sesamöl, 1 Eigelb, 3 EL frisches oder stabilisiertes Aloe-vera-Gel

Zubereitung und Anwendung Die Zutaten gut verrühren (bei Verwendung von Frischblattgel dieses zuerst fein hacken) und auf die Kopfhaut auftragen. Mindestens für 15 Minuten – wenn Sie Zeit haben, auch über mehrere Stunden – einwirken lassen. Während der Einwirkzeit den Kopf in ein angewärmtes Handtuch hüllen. Anschließend die Haare mit einem milden Shampoo gut auswaschen.

Tipp Für noch mehr Glanz und Geschmeidigkeit zuletzt 1 Schuss Bier ins Haar geben. Keine Angst: Der Geruch verfliegt sofort!

Erste Hilfe bei Schuppen

Dunkler Pullover mit weißem Schnee? Nicht sehr attraktiv! Aloe vera hilft auch hier. Massieren Sie den Saft täglich wie Haarwasser in die Kopfhaut ein. Das normalisiert deren Funktion, versorgt sie mit Feuchtigkeit und wirkt heilend. Zusätzlich zu dieser Basispflege können Sie regelmäßig folgende Packung machen.

Antischuppenpackung

Zutaten je 1/2 TL Vitamin-E-Azetat und Lezithin, 1 EL Bienenhonig, 2 EL kaltgepresstes Olivenöl, 1 TL Aloe-vera-Konzentrat 10:1 oder 1 Messerspitze Aloe-vera-Pulver 200:1

Zubereitung und Anwendung Die Zutaten außer der Aloe vera mischen und im Wasserbad langsam erwärmen. Nach dem Abkühlen die Aloe vera zugeben. Die Haare in Strähnen teilen, die Hälfte der Paste auftragen und gut einmassieren. Anschließend den Kopf in ein feuchtwarmes Handtuch wickeln. Nach dem Abkühlen den Rest der Paste auftragen, wieder feuchtwarm abdecken. Dann die Haare mit einem milden Shampoo gründlich auswaschen.

t Tipp

Aloe vera (mit Gelbildner) ist das etwas bessere Stylinggel! Es lässt sich wie herkömmliches Gel verwenden und tut den Haaren gleichzeitig etwas Gutes.

Nie wieder fettige Haare

Auch bei fettigen Haaren kann der Saft der Aloe helfen. Täglich in den Haarboden einmassiert, normalisiert er die Talgproduktion, sodass das Haar länger frisch und gepflegt aussieht. Dadurch müssen Sie es nicht so oft waschen, was sich noch einmal hemmend auf den Nachfettungsprozess auswirkt. Mit der Zeit werden so aus fettigen Haaren normale Haare – ohne großen Aufwand!

Sonnenschutz aus südlichen Breiten

Auf einer seiner Forschungsreisen traf der englische Botaniker M. Miller am Kap der Guten Hoffnung auf Eingeborene, die ihm durch ihre schöne, besonders glatte, reine Haut auffielen. Des Rätsels Lösung fand er bei der Beobachtung der Lebensgewohnheiten: Die Stammesbewohner wuschen sich mit dem frisch gepressten

Saft einer heimischen Aloe-Art, der nicht nur eine reinigende und zusammenziehende Wirkung hatte, sondern auch vor den UV-Strahlen der Sonne schützte und so der Faltenbildung entgegenwirkte. Miller nannte die Pflanze Aloe saponaria, die Seifen-Aloe. Dank moderner Herstellungs- und Stabilisierungsverfahren können wir heute auch hierzulande von diesem natürlichen Sonnenschutz profitieren. Am einfachsten geht das mit einem Aloe-Ölauszug.

Ölauszug

Zutaten 10 g frisches Aloe-vera-Blattgel, 90 g kaltgepresstes Pflanzenöl, nach Wunsch einige Tropfen ätherisches Öl

Zubereitung und Anwendung Das Gel zerkleinern und mit dem Öl mischen. Im verschlossenen Glas 14 Tage lang lichtgeschützt aufbewahren. Ab und zu gut durchschütteln. Durch ein Mulltuch filtern und in eine dunkle Flasche füllen. Damit das Öl nicht ranzig wird, können Sie es mit etwas Vitamin-E-Azetat stabilisieren.

Der Ölauszug ist ein sehr gutes Massage- und Hautpflegemittel. Er fungiert als Sonnenschutz, lindert bei Sonnenbrand Hautrötungen und dient als Rohstoff zur Herstellung eigener Kosmetika.

Aloe-Nussöl-Creme

Ein hervorragender Sonnenschutz ist auch die folgende Creme. Sie wird mit Erdnussöl gerührt, das ebenfalls eine Lichtschutzwirkung hat und sich so mit der Aloe vera ergänzt. Am besten, Sie tragen die Creme bereits 30 Minuten vor dem Sonnenbad auf, damit sie ihre Wirkung entfalten kann. Achtung: Auch mit Sonnenschutz sollten Sie sich der UV-Strahlung nicht zu lange aussetzen!

Zutaten Fettphase 4 g Bienenwachs, 6 g Kakaobutter, 20 ml Erdnussöl, 5 ml Mandelöl

Wasserphase 20 ml stilles Mineralwasser

Wirkstoffe 5 ml Aloe-vera-Konzentrat 10 : 1 oder 1 Messerspitze Aloe-vera-Pulver 200 : 1, 2 Tropfen Neroliöl

Zubereitung Siehe Anleitung Seite 90

Der Schatten ist das Beste an der Sonne, so lautet ein altes spanisches Sprichwort. In der Tat: Wer sich an sonnigen Sommertagen im Schatten aufhält, fühlt sich rundum wohler. Und die Haut bekommt immer noch genug Strahlen ab, um gleichmäßig zu bräunen. Die pralle Sonne hingegen führt nur allzu leicht zu Verbrennungen und gilt zudem als eine der Hauptursachen für Hautkrebs.

Gesundheitsprobleme lindern mit Aloe vera

Wer die Aloe vera und ihre Artverwandten erst einmal für sich entdeckt hat, wird sie bald nicht mehr missen wollen – als Gesundheitselixier ebenso wie als Erste-Hilfe-Pflanze bei Insektenstichen, Kratzern und Schürfwunden, als Hautpflegemittel und zur Darmsanierung – die Einsatzmöglichkeiten sind vielfältig und die Heilwirkungen oft verblüffend.

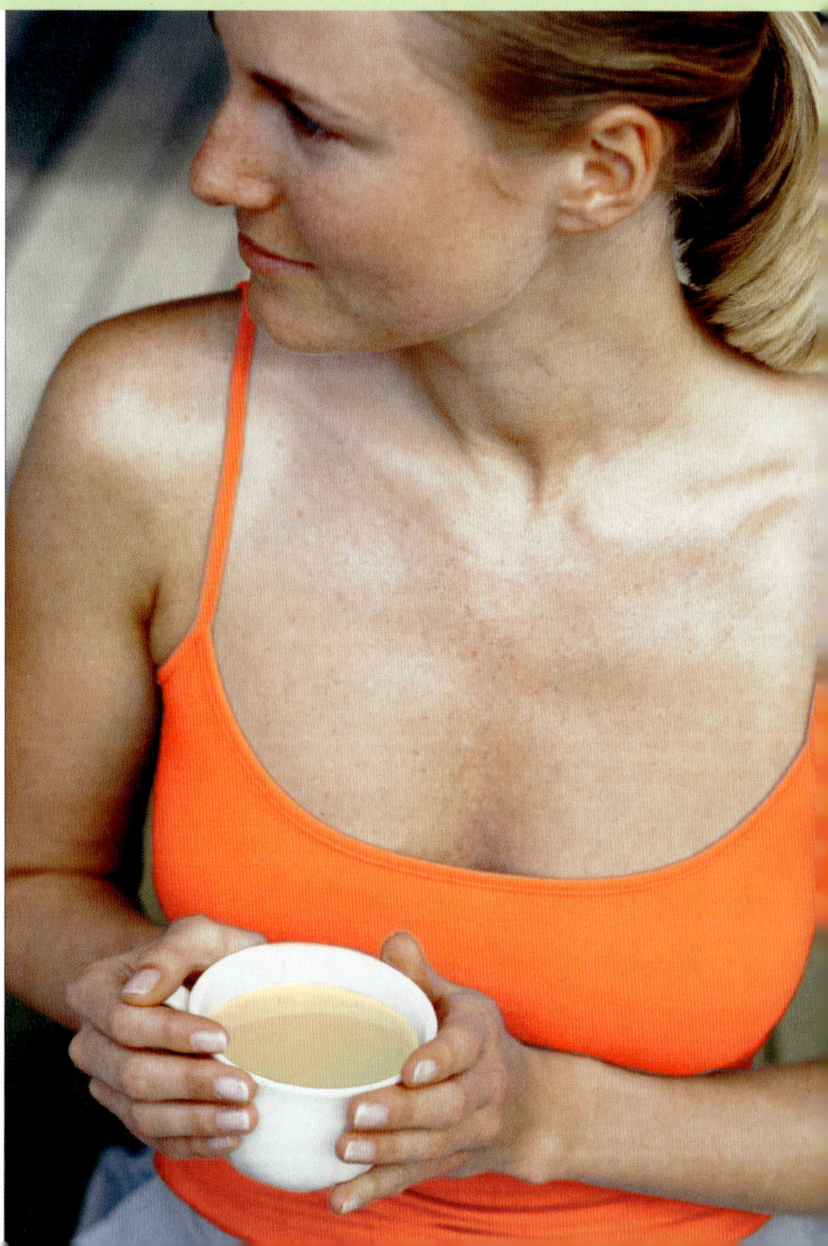

Hilfe zur Selbsthilfe

Aloe vera tut uns gut und ist ausgesprochen förderlich für unsere Gesundheit. Das Besondere an der Aloe ist ihre Vielseitigkeit, die sie auch für Laien gut einsetzbar macht. Bei allem, was über das Wüstengewächs berichtet wird, sollten wir jedoch stets im Auge behalten, dass sie kein Wundermittel ist.

Info

Die Aloe vera ist kein Heilmittel im eigentlichen Sinn. In Verbindung mit ausgewogener Ernährung und gesunder Lebensweise kann sie aber die Selbstheilungskräfte des Organismus aktivieren, Magen und Darm stärken und uns so insgesamt mehr Wohlbefinden schenken.

Heilen von A bis Z

Akne

Neben einem hormonellen Ungleichgewicht gehört auch eine gestörte Ausscheidung von Stoffwechselprodukten zu den Hauptursachen der Akne. Funktioniert die Verdauung nicht, wird ein Teil der Körpergifte über die Haut ausgeschieden – die Folgen sind Pickelgeplagten nur allzu bekannt. Gerade hier kann die Aloe vera einiges leisten: Sie unterstützt einerseits den natürlichen Ausscheidungs- und Entgiftungsprozess des Körpers und fördert andererseits die Wundheilung, beugt Entzündungen vor und vermindert die Narbenbildung.

Um die Wirksamkeit des Gels bei Akne nachzuweisen, wurde eine wissenschaftliche Untersuchung durchgeführt, bei der an 17 Patienten mit Akne die eine Gesichtshälfte mit normalem, die andere mit einem aloe-vera-haltigen Wundgel behandelt wurde. Das Ergebnis: Am fünften Tag waren 90 % der Wunden in dem mit Aloe behandelten Bereich vollständig verheilt. In der anderen Gesichtshälfte war das nur bei 40 bis 50 % der entzündeten Stellen der Fall. Unter dem Einfluss der Wüstenlilie verlief die Heilung 72 Stunden schneller.

Dass Aloe vera auch bei »seborrhoischer Dermatitis«– also durch übermäßige Talgproduktion hervorgerufenen Hautentzündungen – helfen kann, ist ebenfalls wissenschaftlich dokumentiert. In einer 1999 von einem US-amerikanischen Ärzteteam um

Dr. Vardy durchgeführten Doppelblindstudie war die Anwendung bei immerhin 62 % der Patienten erfolgreich, während in der Kontrollgruppe, die mit einem Plazebo (d. h. einem ähnlich aussehenden, aber unwirksamen Scheinprodukt) behandelt wurde, nur ca. 25 % eine Besserung des Hautbilds verzeichnen konnten. Das Gel war zweimal am Tag über einen Zeitraum von vier bis sechs Wochen aufgetragen worden.

Aloe-Anwendungen

- Aloe-vera-Gel oder frisches Blattmark mehrmals täglich direkt auf die betroffenen Stellen auftragen. Das desinfiziert, fördert den Heilungsprozess und lindert Schmerz und Juckreiz.
- Die Haut morgens und abends gründlich reinigen und anschließend eine gute Aloe-vera-Feuchtigkeitslotion auftragen. Sie können entweder ein fertiges Präparat kaufen oder eine selbst gerührte Creme verwenden (siehe Seite 90ff.).
- Als »Kosmetikum von innen« zur Darmregulierung und Entschlackung empfiehlt sich auch eine kurmäßige Nahrungsergänzung mit Aloe-Trinksaft. Dazu über etwa 3 Monate hinweg morgens und abends je 50 bis 60 Milliliter in Wasser oder Saft einnehmen.

Die emotionalen Faktoren, die bei Akne eine wichtige Rolle spielen, lassen sich mit Aloe vera natürlich nicht beeinflussen. Dennoch bessert sich das gestörte Hautbild in vielen Fällen deutlich durch eine innerliche und äußerliche Behandlung mit dem Gel der Wüstenlilie.

Das können Sie sonst noch tun

- Nehmen Sie viel Obst und Gemüse und reichlich Ballaststoffe zu sich, vermeiden Sie dagegen starke Gewürze und allzu Fettes.
- Achten Sie darauf, nur Pflegeprodukte auf Pflanzenölbasis zu kaufen – Mineralöle verstopfen zusätzlich die Poren.
- Widerstehen Sie dem Drang, an Pickeln herumzuquetschen. Das hinterlässt Narben! Fassen Sie sich nie mit ungewaschenen Händen ins Gesicht und wechseln Sie täglich das Handtuch, um eine weitere Ausbreitung der Keime zu verhindern.
- Lassen Sie sich von einem Heilpraktiker beraten. Mit naturheilkundlichen Verfahren wie der Bioresonanztherapie können bei Akne in vielen Fällen gute Erfolge erzielt werden.

Allergien

Triefende Augen, eine rote Nase, Hautausschlag und gereizte Bronchien gehören für immer mehr Menschen zum Alltag. Annähernd 20% der Bevölkerung sind inzwischen betroffen – mit steigender Tendenz. Wissenschaftler sehen dies im Zusammenhang mit wachsendem Stress im Alltag und einer abnehmenden Qualität der Nahrungsmittel. Auch wehrt sich der Organismus gegen die stetig wachsende Zahl der auf ihn einströmenden Umweltgifte, indem er Amok läuft und völlig harmlose Stoffe als Feinde identifiziert.
Auf die schießt er dann mit schwerem Geschütz. Histamine werden ausgeschüttet, um die Eindringlinge abzuwehren. Die Haut juckt, und die Schleimhäute schwellen an, um die Luken dicht zu machen. Das funktioniert so gut, dass der leidgeplagte Allergiker kaum noch Luft bekommt. Die Aloe vera mit ihrer das Immunsystem harmonisierenden Wirkung bringt hier Hilfe von innen und von außen.

Die vier Hauptwirkungen der Aloe vera:

- **Abwehrstärkend**
- **Entzündungshemmend**
- **Schmerzlindernd**
- **Wundheilend**

Aloe-Anwendungen

- Durch regelmäßige Nahrungsergänzung mit Aloe-Saft beruhigt sich das Immunsystem und muss keine Panikreaktionen mehr an den Tag legen. Nehmen Sie 2- bis 3-mal täglich 50 bis 60 Milliliter Trinksaft pur oder verdünnt zu sich.
- Eine lokale Behandlung der juckenden Stellen mit Gel oder frischem Blattmark kann allergische Hautreaktionen lindern. Bei Ausschlägen immer wieder eine dicke Schicht Gel auftragen, bis die Erscheinungen gelindert sind.
- Trägerinnen von Ohrringen können sich vor allergischen Hautreaktionen (Nickel) schützen, wenn sie die Ohrläppchen nach gründlicher Reinigung mit Alkohol mit Aloe vera bestreichen. Tauchen Sie auch den Stift der Ohrringe in das Gel ein.
- Verwenden Sie vor allem bei neuen Textilien Aloe-vera-haltiges Waschmittel (z. B. von Forever Living). Das kann vor allergischen Hautreaktionen auf Gewebeimprägnierungsstoffe schützen.

Das können Sie sonst noch tun
Während die Schulmedizin dem Phänomen Allergie mit starken Geschützen wie Kortison oder Antihistaminika begegnet, die zum Teil schwere Nebenwirkungen haben und die Symptome nur unterdrücken, arbeitet die Naturheilkunde mit sanfteren Methoden. Gute Erfolge können z. B. mit dem Bioresonanzverfahren oder einer Eigenbluttherapie verbucht werden. Lassen Sie sich von einem Heilpraktiker oder naturheilkundlich versierten Arzt beraten.

Altersflecken

Sie sehen aus wie große Sommersprossen, doch die meisten finden sie nur halb so lustig. Das mag vielleicht auch am Namen liegen: Altersflecken. Sie bilden sich besonders an sonnenexponierten Körperteilen wie im Gesicht und am Dekolletee, auf den Handrücken und an den Unterarmen. Wer sie loswerden möchte, für den ist die Aloe vera genau das richtige Mittel.

Aloe-Anwendung
Rubbeln Sie die betroffenen Hautpartien mindestens 2-mal pro Woche mit einem Aloe-vera-Peeling glatt. Sie können dazu entweder etwas Aloe-vera-Saft unter ein fertiges Präparat mischen oder ein selbst gerührtes Peeling auftragen (siehe Seite 93).

Bewegung ist das A und O für Arthritis- und Arthrosepatienten, selbst wenn es noch so große Überwindung kostet. Sie sorgt dafür, dass die betroffenen Gelenke mobil bleiben, Schlacken daraus abtransportiert werden und neue Gelenkschmiere produziert wird.

Das können Sie sonst noch tun
Bei hartnäckigen Altersflecken hilft unter Umständen das Bleichen mit Zitronen- oder Papayasaft. Reiben Sie mehrmals täglich mit der frischen Schnittfläche über die betroffenen Stellen. Bis sich eine erkennbare Besserung einstellt, bedarf es allerdings Geduld.

Arthritis und Arthrose

Arthrose ist eine degenerative Gelenkerkrankung, die normalerweise aus einer Überbeanspruchung des Gelenks heraus entsteht, sei es durch Sport, Übergewicht oder einer ungleichen Belastung, beispielsweise nach Knochenbrüchen. Auch durch rheumatische Entzündungen kann Arthrose entstehen. Die Symptome: Durch die Erosion der Gelenkschmiere knarrt und ächzt das Gelenk bei jeder Bewegung, und durch das Aufeinanderreiben von Knochen gegen Knochen kann es zu starken Schmerzen kommen. Wenngleich die Aloe vera ein defektes Gelenk nicht mehr reparieren kann, fördert sie doch die Neubildung der Gelenkschmiere und lindert die Schmerzen. Auch die Arthritis – die Gelenkentzündung – spricht oftmals gut auf eine längerfristige Aloe-vera-Behandlung an.

Welche der Inhaltsstoffe der Aloe nun im Einzelnen für diese Wirkungen verantwortlich sind, ist noch nicht im Detail erforscht. Die Salizylsäure spielt sicherlich eine wichtige Rolle, wenngleich der synergistische Effekt – also das Zusammenwirken der einzelnen Substanzen – auch hier nicht unterschätzt werden sollte.

Aloe-Anwendungen

- Zur langfristigen Nahrungsergänzung 2-mal täglich 50 bis 60 Milliliter Aloe-vera-Trinksaft pur oder verdünnt einnehmen.
- Die betroffenen Gelenke mehrmals täglich mit Aloe-vera-Gel einreiben oder Umschläge mit frischem Blattgel machen. Ein genügend großes Blattstück von den Dornen befreien, quer durchschneiden und mit der Gelseite nach unten auflegen. Mit einer Mullbinde fixieren.
- Wer Wärme verträgt, sollte die betroffenen Gelenke täglich in einem Teilbad aus warmem Wasser und Aloe-vera-Gel baden.
- Besondere Linderung bei akuter Arthritis verschaffen Aloe-vera-Eiswürfel: Aloe-vera-Saft in einen Eiswürfelbehälter füllen und gefrieren lassen. Bei Bedarf das Gelenk mit einem Eiswürfel abreiben.

Das können Sie sonst noch tun

Eine ungesunde, zu säurehaltige Ernährung trägt zur Verschlimmerung der Symptome bei. Steigen Sie auf Vollwertkost um. Essen Sie möglichst vegetarisch und meiden Sie auf jeden Fall purinhaltige Nahrungsmittel wie beispielsweise Innereien. Fleischeiweiß und Purine spielen bei der Entstehung der Arthritis urica (Gicht) eine wichtige Rolle. Reisen Sie möglichst oft in sonnige Gefilde. Nasskaltes Wetter ist alles andere als förderlich.

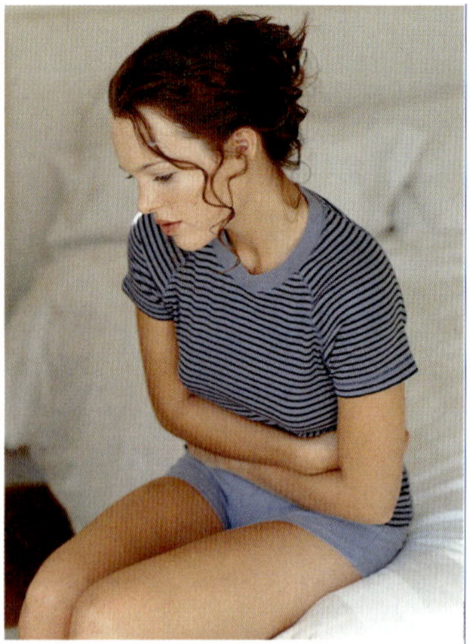

Bei heftigen, wiederkehrenden Blähungen sollten Sie Rücksprache mit Ihrem Heilpraktiker oder Arzt nehmen. Sie könnten Anzeichen für eine behandlungsbedürftige Gesundheitsstörung sein.

Blähungen

Gründe für die Entstehung von Blähungen gibt es viele. Manchmal ist es nur die Reihenfolge des Essens. Isst man beispielsweise Obst zum Nachtisch, kann es den Magen-Darm-Trakt nicht schnell genug passieren und fängt an zu gären. Auch manche Gemüsesorten (z. B. Kohl oder Bohnen) oder Medikamente können die Ursache sein. Darmträgheit durch zu wenig körperliche Bewegung fördert ebenfalls die Bildung von Gasen. Aloe-vera-Trinksaft kann hier Abhilfe schaffen. Er wirkt wie ein »Verdauungsschnaps« und bringt Erleichterung.

Aloe-Anwendungen

- Nehmen Sie im akuten Fall stündlich etwa 30 Milliliter Aloe-vera-Trinksaft pur oder verdünnt in anderen Flüssigkeiten zu sich, bis die Blähungen aufgehört haben.
- Wenn die Blähungen mit Verstopfung einhergehen, können Sie 2-mal täglich 5 Globuli oder 8 Tropfen homöopathische Aloe in der Potenz D6 einnehmen.

Blasen

Je widerstandsfähiger die Haut, desto seltener treten Blasen auf. Durch regelmäßige Pflege mit Aloe-vera-Gel oder -Cremes kann ein vorbeugender Schutz erzielt werden.

Aktiv zu sein und Sport zu treiben, macht Spaß, kann aber auch ganz schön strapaziös sein. Als »Außenhülle« befindet sich die Haut dabei gewissermaßen an vorderster Front und bekommt einiges ab – vor allem Reibungshitze. Stundenlanges Laufen in fest geschnürtem Schuhwerk setzen ihr ebenso zu wie die Riemen des Rucksacks oder der Griff des Tennisschlägers. Die Folge: wunde, aufgescheuerte Stellen und Blasen. Das ist höchst unangenehm. Besonders zu leiden haben Sportler. Für sie sind solche Blasen nämlich meist kein Grund, eine Trainingspause einzulegen oder gar einen Wettkampf abzubrechen. Da heißt es, die Zähne zusammenzubeißen – oder Aloe vera aufzutragen! Als Wüstenpflanze weiß die nämlich besonders gut, mit Hitze umzugehen, und Blasen sind nichts anderes als ein Hitzeschaden der Haut.

Aloe-Anwendungen

- Tragen Sie vorbeugend an blasengefährdeten Stellen Aloe-vera-Creme oder Gel (mit Gelbildner) auf.
- Im akuten Fall reinigen Sie den wundgeriebenen Bereich bzw. die Blase sorgfältig mit Wasser. Ist sie noch nicht offen, »bohren« Sie vorsichtig mit einer sterilen Nadel seitlich unter der gesunden Haut hindurch einen Kanal, durch den die Wundflüssigkeit abfließen kann. Tragen Sie anschließend mehrmals großzügig Aloe-vera-Gel auf. Das desinfiziert, lindert den brennenden Schmerz und fördert die Heilung.
- Wenn Sie weitertrainieren möchten, sollten Sie die betroffene Stelle unbedingt mit einem Pflaster schützen. Ansonsten heilen Blasen schneller an der Luft.
- Müde, wundgelaufene Füße werden in einem Fußbad mit Aloe vera rasch wieder fit. Dazu etwa 5 Liter warmes Wasser mit 10 Milliliter Aloe-vera-Konzentrat 10 : 1 versetzen.

Candidabefall

Ernährungsbedingt leiden immer mehr Menschen an einer geschädigten Darmflora, in der sich ein Hefepilz namens Candida albicans ausbreiten kann. Er durchdringt die Darmwände, gelangt über die Lymph- und Blutbahnen zu den inneren Organen und drosselt im wahrsten Sinn des Wortes die Lebensenergie.
Die in der Aloe enthaltenen antiviralen, antibakteriellen und antimykotischen Substanzen können dazu beitragen, Candidaüberwucherungen in den Griff zu bekommen und die natürliche Darmflora wieder herzustellen. Gleichzeitig hilft die abwehrstimulierende Wirkung dem Körper, sich selbst gegen die Pilze zu wehren.

Ist der Darm gesund, lebt der Candidapilz in einer natürlichen Symbiose mit den übrigen »freundlichen« Darmbakterien, die sein Wachstum in Schach halten. Werden diese jedoch durch Antibiotika oder Gärungssäuren dezimiert oder gar zerstört, kann der Pilz ungehindert wuchern.

Aloe-Anwendungen

- Nehmen Sie im akuten Stadium einer Candidapilzinfektion bis zu 5-mal täglich 30 Milliliter Aloe-vera-Trinksaft zu sich, um die Selbstheilungkräfte des Darms zu mobilisieren.

- Wenn Sie ein frisches Aloe-vera-Blatt haben: Filetieren Sie ein breites Stück, zerteilen Sie das Mark in längliche Stücke und schieben Sie diese wie ein Zäpfchen in den After ein. Das tötet die Pilze, die sich im Stuhl befinden.

Das können Sie sonst noch tun

Meiden Sie alles, was den Pilz nährt, also vor allem Zucker und Weißmehl. Nehmen Sie Antibiotika nur, wenn es unbedingt sein muss. Sie schwächen die Darmflora, sodass sich der Pilz ungehindert ausbreiten kann.

In der Herzinfarktprophylaxe ist in den letzten Jahren der LDL-Cholesterinspiegel deutlich in den Mittelpunkt gerückt. Er ist jedoch nur einer von vielen Faktoren, auf die wir achten sollten. Eine gesunde, genussvolle Lebensweise bringt oft mehr als das Starren auf medizinische Parameter.

Cholesterinprobleme

Gute Nachricht für alle mit erhöhten Blutfettwerten: Die britische Zeitschrift Bandolier, die regelmäßig die Flut der neu erscheinenden wissenschaftlichen Publikationen sichtet, um die Wirksamkeit (bzw. Unwirksamkeit) von Heilmitteln und -methoden zu dokumentieren, berichtet von einer Studie, an der 60 Patienten mit erhöhten Blutfettwerten teilnahmen. Sie hatten zuvor eine spezielle lipidsenkende Diät versucht, jedoch ohne Erfolg. Erst nach der zwölfwöchigen Trinkkur mit Aloe-vera-Saft stellte man einen Rückgang des Cholesterols um 15 %, des LDL-Cholesterins um 18 % und der Triglyzeride um 25 bis 31 % fest. Leider ist in dem Bericht nicht angegeben, wie die mit Plazebo behandelte Kontrollgruppe auf die Behandlung ansprach. Dennoch sind die Ergebnisse ermutigend.

Aloe-Anwendungen

Neben gesunder Ernährung, ausreichender Bewegung und konsequenten Ruhephasen kann eine Nahrungsergänzung mit Aloe-vera-Saft für Dauergestresste eine weitere Vorbeugungsmaßnahme zur Erhaltung der körperlichen Fitness sein. Nehmen Sie 3-mal täglich 50 bis 60 Milliliter Trinksaft (pur oder verdünnt), entweder als mehrwöchige Trinkkur zur Unterstützung in besonders hektischen Phasen oder regelmäßig zur dauerhaften Nahrungsergänzung.

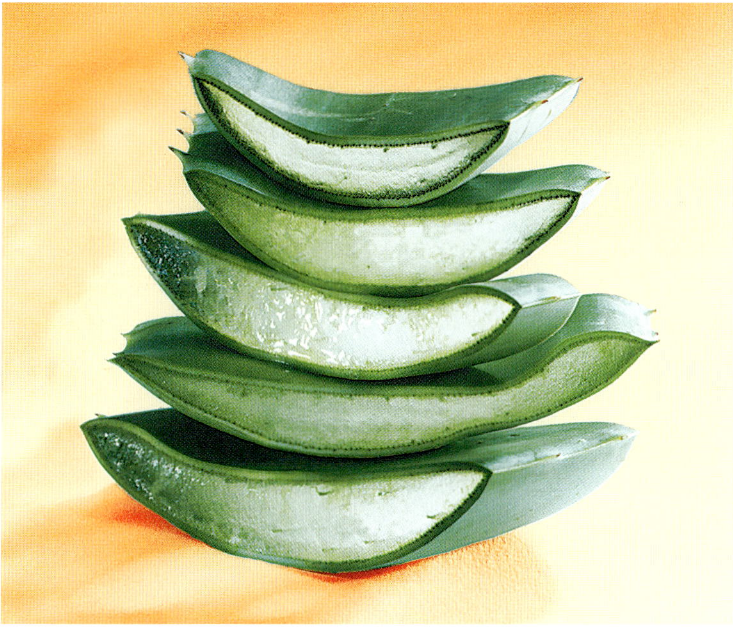

Besser als jedes Fertigprodukt: das Gel aus dem frischen Blatt der Aloe vera.

Colitis ulcerosa

Colitis ist eine meist in Schüben verlaufende Entzündung der Dickdarmschleimhaut, deren Hintergrund nicht eindeutig geklärt ist. Es scheint aber verschiedene Faktoren zu geben, die den Ausbruch einer entzündlichen Darmerkrankung begünstigen. Hierzu gehören Ernährungsfaktoren. Möglicherweise könnte eine Unverträglichkeit gegenüber bestimmten in der Kuhmilch enthaltenen Eiweißen vorliegen. Fest steht zumindest, dass Menschen, die als Säugling nicht gestillt werden, häufiger an Colitis ulcerosa erkranken. Auch ein zu geringer Anteil an Ballaststoffen in der Nahrung kann dazu führen. Es wird außerdem vermutet, dass neben der Ernährung eine Belastung mit Umweltschadstoffen oder Infektionen am Krankheitsgeschehen beteiligt sein könnte. Eine genetische Disposition oder Veränderungen im Immunsystem könnten ebenfalls eine Rolle spielen.

Die positive Wirkung von Aloe vera bei Colitis ulcerosa wurde in England in einer plazebokontrollierten Doppelblindstudie nachgewiesen: Nach vierwöchiger Behandlung hatte sich der so genannte Krankheitsaktivitätsindex (Disease Activity Index, DAI) bei den 30 Probanden aus der Aloe-vera-Gruppe signifikant verbessert, während das Plazebo kaum Wirkungen zeigte.

Aloe-Anwendung
Begleitend zur naturheilkundlichen oder ärztlichen Therapie empfiehlt es sich, zur Mobilisierung der Abwehrkräfte des Darms über mehrere Wochen hinweg eine Aloe-vera-Trinkkur (3-mal täglich 50 bis 60 Milliliter Trinksaft pur oder verdünnt) durchzuführen.

Diabetes mellitus

In einigen experimentellen Studien wurde an Tieren (Mäusen und Ratten) nachgewiesen, dass eine Gabe von Aloe vera zu einer Absenkung des Glukosegehalts im Blut führen kann. Nun lassen sich im Tierversuch gewonnene Ergebnisse nicht immer auf den Menschen übertragen. Dennoch scheinen zwei kleinere wissenschaftliche Untersuchungen aus Indien für eine positive Wirkung des Gels zu sprechen. In den beschriebenen Fällen konnte die Gabe von Aloe vera allein oder in Kombination mit dem Diabetesmedikament Glibenclamid den Blutzuckerspiegel bei Diabetes Typ 2 (also der nicht insulinabhängigen Form der Krankheit, auch Altersdiabetes genannt) deutlich senken. Leider sind die Studien nicht umfassend genug angelegt, um Verallgemeinerungen zuzulassen. Weitere Forschungsarbeiten stehen noch aus.

Gewebeschäden und Ödeme, wie sie mit langjährigem Diabetes einhergehen, lassen sich mit Aloe-vera-Gel lindern. Gerade für Zuckerkranke ist eine sorgfältige Hautpflege oberstes Gebot.

Durchfall

Ob Stress, Viren oder ungewohnte Bakterien in fremden Ländern – wenn es dem Körper zu viel wird, greift er zu drastischen Entgiftungsmaßnahmen. Durchfall ist eine davon. Im Akutfall sollte man darauf achten, den Flüssigkeits- und Elektrolytverlust auszugleichen und zu normalisieren. Also viel trinken und eventuell ein spezielles Elektrolytpulver aus der Apotheke einnehmen. Anders als bei Säuglingen und Kleinkindern müssen größere Kinder und Erwachsene nur bei schwereren, länger anhaltenden Durchfallerkrankungen zum Arzt. Mit einfachen Formen kann der Körper gut allein fertig werden. Aloe vera hilft, den natürlichen Reinigungsprozess zu unterstützen und die Darmfunktion sanft zu normalisieren.

Aloe-Anwendungen

- Durchfall lässt sich mit homöopathischer Aloe behandeln. Nehmen Sie im akuten Fall 1/2 Tag lang stündlich 5 Globuli oder 8 Tropfen Aloe D6, danach 2-mal täglich die gleiche Dosis.
- Nehmen Sie anfangs kleinere Mengen Aloe-vera-Trinksaft. 3-mal täglich 1 bis 2 Teelöffel genügen. Zum Verdünnen verwenden Sie am besten keinen Obstsaft, sondern stilles Mineralwasser. Wenn Sie Aloe-vera-Trinksaft gut vertragen, können Sie die Menge langsam steigern.
- Zur Nachbehandlung und Regeneration der Darmflora können Sie eine Trinkkur machen und etwa 3 Wochen lang 2-mal täglich 30 bis 50 Milliliter Aloe-vera-Trinksaft zu sich nehmen.

Hinweis Gelegentlich kann es bei empfindlichen Menschen vorkommen, dass das Trinken von Aloe-vera-Saft leichten Durchfall auslöst. Dauern die Symptome nicht länger als ein bis zwei Tage und treten keine Krämpfe oder andere Begleiterscheinungen auf, kann das durchaus als eine gesunde, natürliche Reinigungsreaktion des Darms gewertet werden – eine gute Möglichkeit, die im Darm angesammelten Giftstoffe und Schlacken loszuwerden. Die Nahrungsergänzung braucht deswegen nicht abgebrochen zu werden. Reduzieren Sie zunächst die Menge auf ein Minimum (1 Teelöffel pro Tag), bis die Erscheinungen abgeklungen sind. Dann können Sie die Dosis langsam und schrittweise bis zur gewünschten Menge steigern.

Wenn sich Ihr Stuhlgang trotz dieser Maßnahme nicht normalisiert, können Sie es immer noch mit dem Saft eines anderen Herstellers probieren, den Sie womöglich besser vertragen. Bleibt der Durchfall auch dann noch bestehen, hilft alles nichts – dann gehören Sie leider zu den wenigen Menschen, die Aloe-vera-Trinksaft nicht vertragen. Die Nahrungsergänzung fortzusetzen, wäre wegen der Elektrolytverluste nicht ratsam.

Kleiner Trost: Die äußere Anwendung des heilenden Gels steht Ihnen immer noch offen.

Tipp

Colagetränke und Salzstangen sind ein ausgezeichnetes Mittel gegen Durchfall. Um den Darm zusätzlich zu stabilisieren, geben Sie etwas Aloe-vera-Trinksaft in das süße Getränk. Das mögen sogar Kinder gern.

Erfrierungen

Sind die Ohrläppchen an eisigen Tagen nicht ganz unter der Mütze versteckt, fängt es plötzlich rings um die Ohren zu schmerzen an, und die Stelle wird taub – typische Anzeichen einer Erfrierung.

Aloe-Anwendung

Behandeln Sie die betroffenen Partien mit Aloe-vera-Gel oder einer Aloe-vera-Creme; so regenerieren sich die Haut und das darunter gelegene Gewebe meist in kurzer Zeit.

Trotz moderner Hightech-Kleidung kommt es bei Wintersportlern und Extrembergsteigern immer wieder zu schmerzhaften Erfrierungen. Aloe vera hilft, die geschädigten Hautpartien zu regenerieren.

Was Sie sonst noch tun können

Cremen Sie kälteexponierte Partien wie das Gesicht oder die Ohrläppchen vor dem Ausflug ins Freie mit einer fetthaltigen Creme ein. Die legt sich wie ein Schutzfilm über die Haut und beugt Kälteschäden vor.

Wenn Sie Ohrringe tragen: Lassen Sie den Schmuck an frostigen Tagen lieber zu Hause. Metall leitet Kälte und erhöht die Gefahr von Erfrierungen.

Fußpilz

Wer gern ins Schwimmbad oder in die Sauna geht, hat sicher schon mit dem Fußpilz unliebsame Bekanntschaft gemacht. Ist er erst einmal da, kann man ihn nur schwer wieder loswerden. Aloe vera besitzt antimykotische Eigenschaften und hilft gegen den ungebetenen Gast.

Aloe-Anwendungen

- Ein Wattestäbchen in Aloe-vera-Gel oder -Saft tauchen und die betroffenen Stellen damit betupfen. Mehrmals täglich wiederholen.
- Die Zehen bis zum Verschwinden der Erscheinungen möglichst täglich etwa 10 Minuten lang in einer Mischung aus Aloe-vera-Saft und einigen Tropfen Teebaumöl baden.

Was Sie sonst noch tun können

Laufen Sie am Beckenrand oder in der Sauna möglichst nicht barfuß, sondern tragen Sie Badeschlappen. Trocknen Sie sich die Füße nach dem Schwimmen und Saunieren gut ab – auch zwischen den Zehen. Pilze gedeihen besonders gut in feucht-warmem Klima.

Hämorrhoidalleiden

Hämorrhoidalbeschwerden entstehen durch Gefäßstauungen und entzündliche Reaktionen. Alles, was die Blutzirkulation im kleinen Becken behindert, fördert ihre Entstehung: Schwangerschaft, mangelnde Bewegung, chronisch kalte Füße oder Verstopfung. Die prallgefüllten Knoten schmerzen vor allem dann, wenn sie zusätzlich entzündet sind. Aloe vera kann auch hier helfen.

Aloe-Anwendungen

- Tragen Sie ein fertiges Gelprodukt auf die gereinigte Haut auf.
- Linderung bringen auch frische Gelstücke, die wie Zäpfchen zugeschnitten und in den After eingeführt werden. Noch besser ist es, wenn Sie diese zuvor im Tiefkühlfach gefrieren. Wenn Sie kein Aloe-vera-Blatt haben, können Sie Zäpfchen auch aus Gel selbst herstellen. Dazu fertig gekauftes Gel in kurzen Streifen auf ein Stück Alufolie auftragen, einen zweiten Bogen Alufolie darüber legen, in den Zwischenräumen gut festdrücken, einfrieren und die Zäpfchen bei Bedarf einzeln entnehmen.

Wer Hämorrhoidalprobleme hat, sollte für regelmäßigen leichten Stuhlgang sorgen. Abführmittel auf Aloe-Basis dürfen wegen ihrer drastischen Wirkung auf den Darm jedoch auf keinen Fall genommen werden. Sie enthalten nämlich die pharmazeutische Droge, die aus dem aloinhaltigen, gelblichen Saft der Pflanze gewonnen wird.

Hautkrankheiten (Neurodermitis, Psoriasis)

Ist die Haut krank, hat das oft psychische Ursachen. Sie braucht Hilfe – die Aloe vera kann eine sein. Gerade bei Hautproblemen aller Art hat sich die Wüstenlilie als wirkungsvoll erwiesen.

In Pakistan wurde eine klinische Doppelblindstudie mit 60 Patienten durchgeführt, die im Durchschnitt seit 8,5 Jahren an einer milden bis mittelschweren Form von chronischer Plaque-Psoriasis litten. Durch die Behandlung mit einer hydrophilen Aloe-vera-

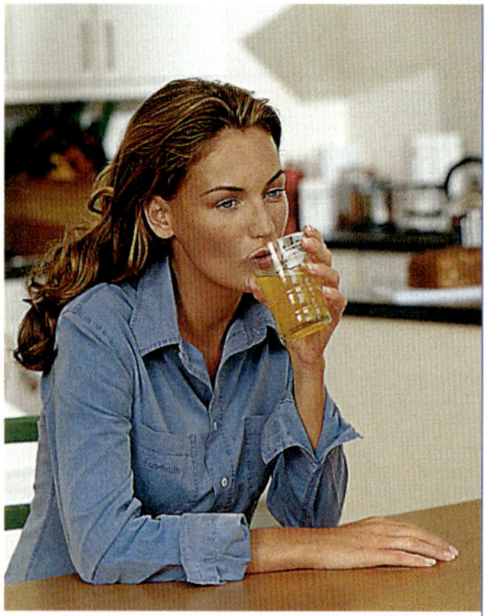

Die Aloe-Trinkkur ist Gesundheitspflege von innen.

Creme wurden laut Untersuchungsbericht 83 % der Studienteilnehmer innerhalb eines Monats geheilt. In der mit einem Plazeboprodukt behandelten Kontrollgruppe waren es hingegen nur 6,6 %. Nach Ablauf von zwölf Monaten waren bei keinem der Patienten erneute Symptome aufgetreten, was darauf hindeuten würde, dass sich mit Aloe vera unter Umständen die beschwerdefreien Intervalle zwischen den Krankheitsschüben verlängern ließen. Ob sich die Ergebnisse der Studie auf andere Psoriasisformen und auch auf schwerere Fälle übertragen lassen, ist noch nicht erforscht. Auch zur erfolgreichen Behandlung von Neurodermitis mit dem Gel der Sukkulente liegen bislang lediglich eine Vielzahl von Erfahrungsberichten vor, sodass noch weitere Forschungsarbeit zu leisten ist. Die wundheilenden, lindernden, kühlenden Eigenschaften der Pflanze sind jedoch hinlänglich dokumentiert.

Aloe-Anwendungen

- Bei ernstlichen Hauterkrankungen lohnt es sich ganz besonders, das frische Blatt zu verwenden. Zur Behandlung wird dieses in entsprechender Größe zugeschnitten, von den dornigen Rändern befreit, quer halbiert und mit der Gelseite nach unten auf die betroffenen Stellen aufgelegt. Das reine, von Faserschicht und Rinde befreite Filet scheint von den Wirkungen nicht an das ganze Blatt heranzureichen. Die geschädigten Hautpartien müssen über mehrere Wochen hinweg mehrmals täglich behandelt werden.
- Unterstützen Sie die äußerliche Behandlung mit einer Aloe-vera-Trinkkur: Nehmen Sie 3 Monate lang über den Tag verteilt täglich bis zu 120 Milliliter Aloe-vera-Saft zu sich.

Auch Ekzeme, deren Behandlung sich oft als sehr langwierig und unangenehm erweist, sprechen in manchen Fällen gut auf eine Frischblattbehandlung mit Aloe vera an. Um die Abwehrkräfte zu stärken, empfiehlt sich gleichzeitig eine Trinkkur mit dem Saft der Wüstenlilie.

Das können Sie sonst noch tun

- Während die Schulmedizin meist versucht, die Symptome mit Kortison zu bekämpfen, setzt die Naturheilkunde auf eine Stärkung des Organismus von innen heraus. Es ist ratsam, einen Heilpraktiker oder naturheilkundlich arbeitenden Arzt hinzuzuziehen.

- Achten Sie auf Ihre Ernährung. Was wir uns mit dem Essen zuführen, wird nicht zuletzt auch über die Haut wieder ausgeschieden. Durch den Verzicht auf Fastfood, Fertigprodukte und Dosenware kann man Psoriasis oder Neurodermitis zwar nicht heilen, aber zumindest eindämmen.
- Wegen des psychosomatischen Hintergrunds von Hautkrankheiten kann eine psychotherapeutische Begleitung eine wichtige Rolle spielen. Fragen Sie Ihren Heilpraktiker oder Arzt nach entsprechenden Möglichkeiten. Juckreiz lässt sich mit Visualisierungs- und Entspannungstechniken erträglicher machen.

Bei Hautausschlägen und -irritationen aller Art bringt Aloe-vera-Gel meist schnelle Linderung. Es zieht rasch ein und muss so lange immer wieder dick aufgetragen werden, bis sich eine Besserung einstellt.

Herpes genitalis

Wenngleich es keine verlässlichen Zahlen über die Infektionen mit genitalem Herpes in Deutschland gibt, dürfte es sich hier um eine der häufigsten sexuell übertragbaren Infektionen überhaupt handeln. In den USA soll etwa jeder Vierte im sexuell aktiven Alter mit dem Herpes-simplex-Virus (HSV) des Typs 2 infiziert sein. (Typ 1 ist die wesentlich bekanntere und häufiger auftretende Form, die die Lippenbläschen verursacht.)

Die Erstinfektion kann sehr unterschiedlich verlaufen: Manche Menschen haben so gut wie keine Beschwerden. Bei anderen treten neben brennenden Schmerzen an den Geschlechtsteilen und am After weitere Symptome wie Fieber, Muskel- und Kopfschmerzen und Probleme beim Wasserlassen auf.

Hat sich das Virus erst einmal im Organismus eingenistet, wird man es nicht mehr los, sodass die Krankheit immer wieder neu ausbrechen kann. Wie häufig dies geschieht, ist von Mensch zu Mensch verschieden. Bei manchen vergehen Jahre bis zum nächsten Ausbruch, andere werden in beinahe monatlichen Intervallen geplagt. Bis die aus den Bläschen entstehenden Geschwüre abklingen, vergehen im Normalfall etwa zwei bis drei Wochen.

Mit Aloe vera kann der Heilungsverlauf wesentlich beschleunigt werden. Das zumindest geht aus einer Doppelblindstudie hervor, bei der 180 Männer nach einer Erstinfektion entweder mit einer hydrophilen Aloe-vera-Creme oder mit einem Plazebo behandelt wurden. Immerhin 66,7 % der mit der Wüstenlilie therapierten Patienten sprachen gut auf die Creme an (auf das Scheinmedikament reagierten nur 6,7 %). Auch war die Krankheitsdauer wesentlich kürzer (durchschnittlich 4,9 statt 12 Tage).

Aloe-Anwendungen

Durch eine längerfristige Nahrungsergänzung mit Aloe-vera-Saft (dreimal täglich mindestens 60 Milliliter) stärken Sie Ihr Immunsystem und unterstützen so den Organismus bei der Virenabwehr.

Tragen Sie bis zum Abklingen der Symptome 2- bis 3-mal täglich eine fertig gekaufte oder selbst gerührte Aloe-vera-Creme (siehe Seite 90ff.) direkt auf die zuvor vorsichtig gereinigte Haut auf. Dazu sollten Sie Einmalhandschuhe anziehen, um die Übertragung von Krankheitserregern auf andere Hautpartien zu vermeiden.

Linderung bei viralen Hauterkrankungen wie Herpes kann außer Aloe vera auch eine Olivenblattextrakt-Creme bringen (Bezugsquelle siehe Umschlaginnenseiten). Mehrmals täglich auf die betroffenen Hautpartien auftragen und möglichst sanft einmassieren, sodass der Schorf nicht verletzt wird.

Das können Sie sonst noch tun

- Benutzen Sie Kondome. Auch beim Oralsex ist der Schutz wichtig. Die Herpesviren könnten sich sonst auf Mund und Rachen ausbreiten und zu einer sehr schmerzhaften Halsentzündung führen.
- Vermeiden Sie wegen der Ansteckungsgefahr Sex, wenn Sie oder Ihr Partner einen Ausbruch von Herpes genitalis haben.
- Vermeiden Sie jede Berührung der betroffenen Stellen, damit sich die Wunde nicht mit Bakterien infiziert und die Viren nicht auf andere Körperstellen übertragen werden.
- Achten Sie bei jedem Krankheitsausbruch darauf, welche Umstände dazu beigetragen haben könnten. Vielleicht lassen sie sich in Zukunft vermeiden.

Infektneigung

Wenn alljährlich mit dem Einsetzen der feuchtkalten Witterung wieder einmal die grippalen Infekte grassieren, ist es höchste Zeit für eine Aloe-vera-Trinkkur. Auch wenn Ihr Organismus durch Überarbeitung, Stress oder andere Faktoren geschwächt und dadurch infektanfällig ist, können Sie sich mit dem Saft des Wüstengewächses etwas Gutes tun. Er stärkt den Körper von innen heraus, sodass sich dieser besser gegen die Attacken von Krankheitskeimen wehren kann.

Aloe-Anwendung
Für eine abwehrstärkende Trinkkur nehmen Sie über einen Zeitraum von etwa 3 Monaten hinweg über den Tag verteilt täglich bis zu 120 Milliliter Aloe-vera-Saft zu sich.

Auch Einreibungen mit Aloe-vera-Körperlotion (Rezept siehe Seite 95f.) helfen, in mückenverseuchten Gebieten die blutsaugenden Plagegeister auf Abstand zu halten.

Insektenstiche

Stiche der verschiedenen lästigen Plagegeister sind immer unangenehm und manchmal auch nicht harmlos. Für die Aloe vera sind sie aber eine Gelegenheit mehr, sich ihrem Ruf als »Erste-Hilfe-Pflanze« würdig zu erweisen.

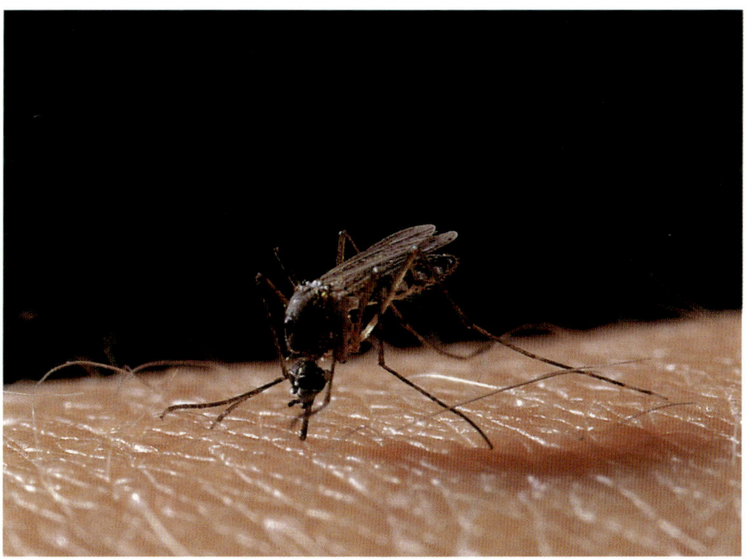

Bienen und Wespen stechen zu ihrer Verteidigung, Mücken dagegen, um Blut zu saugen. Ihre Stiche führen meist nur zu Hautrötungen und ausgesprochen lästigem Juckreiz.

Aloe-Anwendungen

- Stiche öfter mit Aloe-vera-Gel betupfen oder frisches Blattmark auftragen – das stillt den Juckreiz und beugt außerdem Entzündungen vor.
- Vor Spaziergängen durch »Gefahrenzonen« empfiehlt es sich, unbedeckte Körperpartien mit reichlich Aloe-vera-Gel einzureiben. Die Plagegeister mögen den Geruch nicht und bleiben weg.

Magen-Darm-Probleme

Ob Völlegefühl oder Übelkeit, Schmerzen oder Sodbrennen, Blähungen, Durchfall oder Verstopfung – Magen-Darm-Beschwerden sind immer ausgesprochen unangenehm. Ursachen können neben falschem Essen und ungesunder Lebensweise sowie Bakterien und Viren auch Stress und Ängste sein. Aloe-vera-Trinksaft wirkt beruhigend und tonisierend auf den gesamten Verdauungstrakt.

Dass die in der Aloe enthaltenen Bitterstoffe wie Aloin in minimaler Dosierung eine magenberuhigende Wirkung haben, ist eine alte Erkenntnis, der wir die Erfindung des Magenbitters verdanken.

Aloe-Anwendungen

- Machen Sie eine Trinkkur mit Aloe-vera-Saft. Bei akuten Beschwerden mit kleinen Mengen (1 bis 2 Teelöffel) beginnen und nach und nach auf 30 bis 50 Milliliter steigern.
- Wenn die Beschwerden vermehrt nach dem Essen auftreten, trinken Sie vor den Mahlzeiten regelmäßig etwas Aloe-vera-Saft als Aperitif.

Nagelbettentzündung

Ob nun durch nervöses Zupfen an der Nagelhaut, Verletzungen oder unsachgemäße Maniküre – eine Nagelbettentzündung kann schnell entstehen und ist meist ausgesprochen schmerzhaft.

Aloe-Anwendung

Abhilfe schafft hier Aloe-vera-Öl. Massieren Sie es nach jedem Händewaschen gründlich ins Nagelbett ein. So kann sich die empfindliche Haut regenerieren.

Schwangerschaftsstreifen

Erst ist der Bauch prall und rund. Dann, nach der Geburt des Kindes, ist er auf einmal schlaff. Manchmal ist das Bindegewebe so stark überdehnt, dass sich hässliche Narben – die so genannten Schwangerschaftsstreifen – zeigen. Nicht gerade ein stimmungsaufhellender Anblick für die junge Mutter. Damit es Ihnen nicht so ergeht, sollten Sie rechtzeitig vorbeugen. Aloe vera strafft und festigt das Gewebe.

Aloe-Anwendung

Reiben Sie Ihren Bauch schon während der Schwangerschaft täglich mit Aloe-vera-Saft ab, damit die Haut elastisch und schön bleibt. Die zusammenziehende Wirkung des Safts tut auch den Brüsten gut.

Verbrennungen, Sonnenbrand

Ob Sie sich nun am Bügeleisen verbrannt haben oder wider besseres Wissen und alle guten Vorsätze zu lange in der Sonne lagen – stets hilft das Gel der Wüstenlilie. Es unterstützt die Regenerierung des Hautgewebes, beugt Entzündungen vor, vermindert die Gefahr unschöner Narbenbildung und lindert den Schmerz.

Aloe-Anwendung

Die betroffenen Stellen sollten möglichst sofort mit Aloe vera behandelt werden. Achten Sie aber darauf, die verbrannte Haut stets vor dem Auftragen des Gels oder dem Auflegen des frischen Blatts sorgfältig unter fließendem, kaltem Wasser zu reinigen und abzukühlen. Wegen ihres ausgeprägten Penetrationsvermögens könnte die Aloe vera sonst Schmutz und Bakterien ins Gewebe einschleusen.

Starke Schwankungen des Körpergewichts können an Bauch, Hüfte und Oberschenkeln Dehnungsstreifen hinterlassen. Damit sie gar nicht erst entstehen, dem Körper möglichst oft Bürstenmassagen gönnen. Danach mit Aloe-vera-Lotion oder -Öl einreiben (besonders gut sind Kombinationen mit Oliven- oder Jojobaöl).

Verletzungen

Hautabschürfungen, Schnittwunden, verstauchte Knöchel, blaue Flecken – sie alle lassen sich gut mit Aloe-vera-Gel, noch besser mit dem frischen Blatt, behandeln. Dieser Tatsache verdankt die Aloe wohl den Beinamen »Erste-Hilfe-Pflanze«.

Aloe-Anwendung

Schneiden Sie ein Stück Blatt in der benötigten Größe zu, trennen den Dornenrand ab, halbieren es quer und legen es mit der Gelseite nach unten auf die verletzte Stelle. Wer fertiges Gel verwendet, trägt es wiederholt dick auf, bis sich der gewünschte Erfolg einstellt.

Info

Abführmittel auf Aloe-Latex-Basis sind Medikamente und sollten wegen der Gegenanzeigen und möglichen Nebenwirkungen wenn überhaupt, dann nur auf Verordnung durch den Arzt genommen werden!

Verstopfung

Anthrachinonhaltige Abführmittel, wie sie aus der Aloe gewonnen werden, sind heutzutage nicht mehr als empfehlenswert einzustufen, da sie starke Nebenwirkungen haben. Inzwischen gibt es wesentlich mildere, verträgliche Mittel. Bevor Sie aber zu Medikamenten greifen: Oft hilft es schon, die Ernährung umzustellen, um die Darmträgheit zu besiegen. Eine ballaststoffreiche Kost mit viel Obst, Gemüse und Vollkornprodukten kann ebenso helfen wie alte Hausmittel wie Sauerkraut oder eingeweichte Trockenfrüchte. Auf jeden Fall sollten Sie darauf achten, ausreichend zu trinken – am besten stilles Wasser.

Aloe-Anwendung

- Bei regelmäßiger Einnahme normalisiert Aloe-vera-Trinksaft die Darmtätigkeit auf ganz natürliche, schonende Weise. Bei chronischer Verstopfung zur Nahrungsergänzung über mehrere Wochen hinweg regelmäßig 2-mal täglich vor den Mahlzeiten 50 bis 60 Milliliter Aloe-vera-Trinksaft pur oder verdünnt einnehmen.

Windelausschlag

Im feuchtwarmen Klima moderner Wegwerfwindeln und im Kontakt mit Urin und Stuhl gedeihen Bakterien und Pilze hervorragend. Auch wenn die Stillende zu scharf oder zu sauer gegessen oder Obstsäfte getrunken hat, bleibt das oft nicht folgenlos. Die empfindliche Babyhaut am Po rötet sich und bildet Pusteln. Aloe-vera-Gel kühlt und bringt schnelle Linderung.

Aloe-Anwendungen

- Im akuten Fall häufig Windeln wechseln und jedesmal messerrückendick das Gel auftragen.
- Zur Vorbeugung gegen Wundsein empfiehlt es sich, den Babypo jedesmal nach dem Reinigen mit einem in Aloe-vera-Öl getauchten Wattebausch sanft abzureiben.

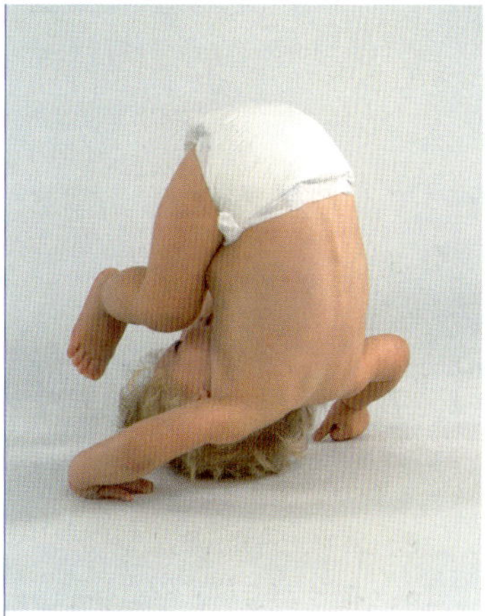

Damit Ihr Baby nicht Kopf steht: Aloe vera hilft auch bei Windelausschlag.

Zahnfleischbluten

Zahnfleischbluten ist oftmals ein erstes Anzeichen für Parodontose. Will man vermeiden, dass sich das Zahnfleisch zurückbildet, tut schnelles Handeln Not.

Aloe-Anwendungen

- Aloe-vera-Frischblattgel gründlich kauen, sodass es gut im Mund verteilt wird.
- Nach dem Zähneputzen mit Aloe-vera-Trinksaft gurgeln.
- Regelmäßig Aloe-vera-Zahnpasta verwenden.

Das können Sie sonst noch tun

Achten Sie unbedingt auf perfekte Mundhygiene. Die Hauptursache für Zahnfleischbluten und Parodontose sind Keime, die sich zwischen den Zähnen festsetzen. Allein mit der Bürste lassen sie sich nicht beseitigen. Verwenden Sie daher regelmäßig Zahnseide.

Bestreichen Sie bei Zahnfleischbluten die betroffenen Stellen mit einer Mischung aus Honig und Aloe-Saft – ein hervorragendes Rezept, das schon der Römer Plinius der Ältere in seiner Naturgeschichte beschreibt. Die nachhaltige Wirkung ist neben der Aloe auch dem Honig zu verdanken, dessen desinfizierende und wundheilende Eigenschaften mittlerweile auch wissenschaftlich nachgewiesen wurden.

Zellulite

Zur Entstehung der unschönen Orangenhaut tragen mehrere Faktoren bei: Frauen haben, anders als Männer, an Oberschenkeln, Po und Hüften große Fettkammern, die in der Pubertät angelegt wurden. Die Fettdepots dienen in der Schwangerschaft als Vorrat für den Körper und haben damit eine wichtige Funktion. Mit zunehmendem Lebensalter lässt die Spannkraft des Bindegewebes nach, und die Elastizität der Haut nimmt ab, sodass die Fettpolster in der Haut sichtbar werden. Da Vererbung eine große Rolle spielt, bringen auch Diäten oft nicht das gewünschte Resultat, denn die Polster lassen sich nicht weghungern. Aloe vera mit ihren hautstraffenden Eigenschaften kann auch hier gewisse Erfolge bringen.

Aloe-Anwendung

Mischen Sie Aloe-vera-Gel mit dem Extrakt von Efeu und Blasentang. Fügen Sie flüssiges Vitamin E und (wenn Sie keine hochsensible Haut haben) 1 Prise fein gemahlenen Cayennepfeffer zur Durchblutungsförderung hinzu. Diese Mischung streichen Sie auf die betroffenen Partien und decken das Ganze mit Frischhaltefolie ab. Die Aloe unterstützt die Wirkung des Efeus und des Blasentangs und schleust deren aktive Substanzen tief in das Gewebe ein. Wiederholen Sie die Anwendung 2-mal wöchentlich.

Trainieren Sie regelmäßig Po und Oberschenkel. Das macht Muskeln statt Zellulite. Auch regelmäßige Bürstenmassagen fördern die Durchblutung und wirken damit der Orangenhaut entgegen.

Aloe vera für Tiere

Sanfte Heilweisen sind heute gefragter denn je, und was gut für uns Menschen ist, hilft häufig auch den Tieren. Als Allroundheilpflanze kommt der Aloe hier eine besondere Bedeutung zu. Besonders bei Haut- und Fellproblemen und bei Verdauungsstörungen lassen sich mit dem Mark des frischen Blattes und auch mit stabilisiertem Gel oder Trinksaft gute Erfolge erzielen.

Behandlungstipps von A bis Z

- Abwehrschwäche, Alterskrankheiten wie Arthrose, chronische Bindehautentzündung, grauer Star: Aloe-vera-Trinksaft regelmäßig unter das Futter mischen.
- Bisswunden: Die Wunde reinigen und Aloe-vera-Gel auftragen.
- Ekzeme: Mit Aloe-vera-Gel betupfen; zur Unterstützung empfiehlt es sich, etwas Aloe-vera-Trinksaft unter das Futter zu mischen.

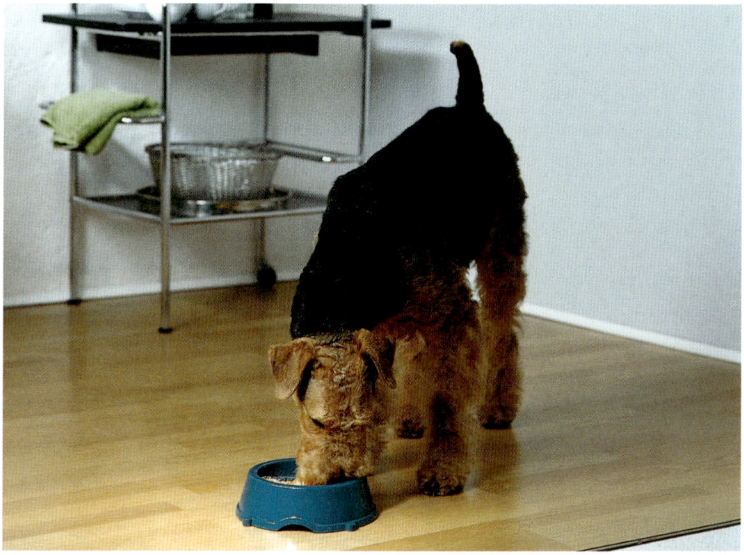

Nicht nur für uns Menschen gut: Auch Tiere sprechen ganz hervorragend auf Aloe vera an.

Sommerekzeme, wie sie bei manchen Pferdearten rings um Insektenstiche entstehen, lassen sich vermeiden, wenn das Tier an den besonders gefährdeten Stellen vorsorglich mit Aloe-vera-Gel eingerieben wird. Insekten mögen den Geruch nicht und bleiben fern.

- Hufverletzungen bei Pferden: Aloe-vera-Gel bringt sofortige Linderung. Der Tierarzt wird dadurch aber nicht überflüssig.
- Operationswunden: Mit Aloe-vera-Gel versorgt, heilen Wunden schneller, und es kommt nicht so oft zu Komplikationen.
- Pilzinfektionen: Regelmäßig etwas Aloe-vera-Trinksaft unter das Futter mischen; das stoppt Pilzinfektionen des Darms.
- Verdauungsbeschwerden: Aloe-vera-Trinksaft unter das Futter mischen, bis sich die Verdauung normalisiert hat. Das funktioniert bei Verstopfung und Durchfall, da die Aloe harmonisierend auf den Darm wirkt und seine normale Funktion wieder herstellt.
- Verletzungen: Ein quer durchgeschnittenes, frisches Aloe-Blatt mit der Gelseite direkt darauflegen. Die zweitbeste Alternative ist Aloe-vera-Gel aus der Flasche.

Zur Wundbehandlung rühren Sie das Aloe-Gel oder den Trinksaft gründlich in eine neutrale Salbengrundlage (aus der Apotheke) oder Hautcreme ein – das Tier wird die Salbe nicht ablecken, da sie ziemlich bitter schmeckt!

Sachregister

Rezepte und Anwendungen

Literatur

Burczyk, Aggy und Frank: *Kosmetiklexikon.* Ehrenwirth Verlag. 3. Auflage, München 1997

Finnegan, John / Schmid, Reiner: *Aloe vera – das Geschenk der Natur an uns alle.* Verlag Ernährung & Gesundheit. 8. Auflage, München 1998

Öko-Test: *Sonderheft Nr. 23, Kosmetik und Mode.* Frankfurt/Main 1997

Stumpf, Werner: *Homöopathie.* Gräfe und Unzer. München 1990

Wirth, Wolfgang: *Mit Aloe heilen.* Ennsthaler Verlag. 12. Auflage, Steyr 1997

Projektleitung
Sybille Schlumpp

Redaktion
Text & Form,
Nicola von Otto, München

Gesamtproducing
v | Büro – Jan-Dirk Hansen,
München

Herstellung
Reinhard Soll

Bildredaktion
Tanja Nerger

Umschlaggestaltung
VM-Grafik, München

Korrektorat
Susanne Langer

Druck und Bindung
Alcione, Trento

Printed in Italy

ISBN 3-517-06931-0

9817 2635 4453 6271

Über die Autorin

Ulla Rahn-Huber arbeitet als Übersetzerin und freie Autorin im Bereich ganzheitliches Leben und Heilen. Nach einer gesundheitlichen Krise ließ sie sich zur Lebensberaterin ausbilden und setzte sich intensiv mit den Methoden alternativer Therapie sowie bewusster Ernährung auseinander.
Näheres über die Autorin finden Sie im Internet auf der Website www.ulla-rahn-huber.de.

Hinweis

Die Ratschläge in diesem Buch sind von Autorin und Verlag sorgfältig erwogen und geprüft; dennoch kann eine Garantie nicht übernommen werden. Eine Haftung der Autorin bzw. des Verlags und dessen Beauftragten für Personen-, Sach- und Vermögensschäden ist ausgeschlossen.

Bildnachweis

AKG, Berlin: 40; Bilderberg, Hamburg: 119 (H. & H. J. Koch); Corbis, Düsseldorf: U1 li. (Photomorgana); Jump, Hamburg: 45 (Kristiane Vey); Mauritius-Bildagentur, Mittenwald: 108 (Stock Image), 123 (Phototake); New Eyes, Hamburg: 79 (Monath); SANTAVERDE, Gesellschaft für Naturprodukte GmbH, Hamburg: 5, 6, 8, 11, 14, 28, 33, 53, 58, 67, 80, 82, 91, 98, 102, 111; Südwest Verlag, München: U1 re., 18, 62, 86, 94 (Michael Nagy), 21, 116 (Kristiane Vey/Jump), 31, 34, 125 (Matthias Tunger), 46 (Dirk Albrecht), 76 (Nicolas Olonetzky)

Impressum